MINISTÈRE DE L'INSTRUCTION PUBLIQUE

CAISSE NATIONALE DES RECHERCHES SCIENTIFIQUES

RECHERCHES

L'ÉPURATION BIOLOGIQUE ET CHIMIQUE

DES EAUX D'ÉGOUT

EFFECTUÉES A L'INSTITUT PASTEUR DE LILLE

ET A LA STATION EXPÉRIMENTALE DE LA MADELEINE

PAR

LE Dʳ A. CALMETTE

Membre correspondant de l'Institut et de l'Académie de Médecine

ET

E. ROLANTS

Chef de laboratoire à l'Institut Pasteur de Lille
Auditeur au Conseil Supérieur d'Hygiène publique de France

AVEC LA COLLABORATION DE MM.

E. BOULLANGER
Chef de laboratoire à l'Institut Pasteur de Lille

F. CONSTANT
Préparateur à l'Institut Pasteur de Lille

SIXIÈME VOLUME

PARIS

MASSON ET Cⁱᵉ, ÉDITEURS

120, BOULEVARD SAINT-GERMAIN

1911

RECHERCHES

SUR

L'ÉPURATION BIOLOGIQUE ET CHIMIQUE

DES EAUX D'ÉGOUT

67850. — Imprimerie Lahure, 9, rue de Fleurus, à Paris.

MINISTÈRE DE L'INSTRUCTION PUBLIQUE

CAISSE NATIONALE DES RECHERCHES SCIENTIFIQUES

RECHERCHES

SUR

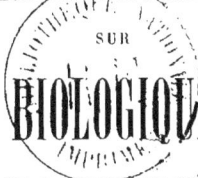

L'ÉPURATION BIOLOGIQUE ET CHIMIQUE

DES EAUX D'ÉGOUT

EFFECTUÉES A L'INSTITUT PASTEUR DE LILLE

ET A LA STATION EXPÉRIMENTALE DE LA MADELEINE

PAR

LE Dʳ A. CALMETTE

Membre correspondant de l'Institut et de l'Académie de Médecine

ET

E. ROLANTS

Chef de laboratoire à l'Institut Pasteur de Lille
Auditeur au Conseil Supérieur d'Hygiène publique de France

AVEC LA COLLABORATION DE MM.

E. BOULLANGER   F. CONSTANT
Chef de laboratoire à l'Institut Pasteur de Lille   Préparateur à l'Institut Pasteur de Lille

SIXIÈME VOLUME

PARIS

MASSON ET Cⁱᵉ, ÉDITEURS

120, BOULEVARD SAINT-GERMAIN

—

1911

INTRODUCTION

Nous croyons être utiles aux municipalités, aux hygiénistes, aux ingénieurs sanitaires, aux architectes et aux industriels en poursuivant, cette année comme les précédentes, la publication des résultats de nos recherches sur l'épuration biologique et chimique des eaux d'égout, et en résumant à la suite de nos propres travaux ceux qui sont effectués sur le même sujet à l'étranger.

L'accueil fait à nos cinq volumes précédents — dont les trois premiers sont déjà épuisés en librairie — prouve que ces études répondent au but que nous espérions atteindre. Désormais, l'attention des autorités sanitaires est fixée sur cette grande question de l'assainissement des villes et de la protection des cours d'eau contre les souillures préjudiciables à la santé publique. On s'en préoccupe de tous côtés et l'ère des réalisations commence.

Depuis deux ans, 51 projets, dont on trouvera la description dans ce sixième volume, ont été exécutés en France. D'autres sont à l'étude, et nous constatons avec satisfaction que nos efforts, puissamment aidés par les subsides que la Caisse nationale des Recherches scientifiques veut bien nous accorder, portent enfin leurs fruits.

Le lecteur désireux d'étendre ses connaissances sur tout ce qui se rapporte à l'épuration des eaux d'égout soit par les procédés chimiques, soit par les procédés anciens d'épuration biologique naturelle (irrigation agricole), soit par les nouvelles méthodes d'épuration biologique artificielle, trouvera les éléments d'information dont il a besoin dans le fascicule du *Traité d'hygiène* de Chantemesse et Mosny (¹) que l'un de nous a consacré à cette étude. Le présent volume et ceux qui lui succéderont formant la continuation de nos recherches le mettront ensuite au courant des faits nouveaux relatifs à cette branche de l'hygiène dont l'importance s'accroît de jour en jour davantage.

Lille, décembre 1910.

(¹) A. CALMETTE, Épuration des eaux d'égout urbaines et industrielles. in *Traité d'hygiène* de Chantemesse et Mosny, vol. XV, J.-B. Baillière, éditeur, 1911.

RECHERCHES

SUR

L'ÉPURATION BIOLOGIQUE ET CHIMIQUE
DES EAUX D'ÉGOUT

CHAPITRE PREMIER

LA STATION EXPÉRIMENTALE DE LA MADELEINE

La station de la Madeleine comprend tous les dispositifs décrits dans nos volumes précédents ainsi que les modifications apportées l'an dernier. Nous croyons utile de les rappeler brièvement.

Les eaux résiduaires d'une partie du faubourg de la Madeleine sont dérivées par un barrage dans l'égout qui se déversait primitivement dans la Deûle ; elles traversent une grille destinée à retenir les corps flottants volumineux, puis un régulateur système Parenty, qui règle l'admission des eaux de manière que celle-ci n'excède pas le volume déterminé pour les expériences. A la sortie du régulateur, les eaux se divisent en deux courants, lesquels traversent d'abord des décanteurs à sables où elles abandonnent les matières lourdes et imputrescibles (sables, graviers, scories, etc.), pour tomber ensuite dans deux fosses septiques, ouvertes à l'air libre, d'une capacité utile de 282 mètres cubes chacune.

Parallèlement à ces fosses se trouve l'ancien bassin collecteur, qui est devenu sans utilité depuis le remplacement des lits de contact par les lits à percolation.

Au sortir des fosses, l'effluent est conduit par un canal perpendiculaire à la direction de celles-ci et, de chaque côté de ce canal, se trouvent les *lits bactériens*. Les lits bactériens à percolation (côté gauche du plan) alimentés par six réservoirs de chasses avec siphons automatiques type Geneste-Herscher ont été, pour la facilité des expériences que nous désirions poursuivre, partagés par des cloisons en quatre lits indépendants.

Le lit bactérien n° 1 fut d'abord constitué par de la tourbe de la Somme en briquettes telles qu'elles sont fournies au commerce, mélangées à environ un tiers de leur volume de morceaux de pierre calcaire de la grosseur d'un œuf. Les briquettes étant relativement volumineuses laissaient passer le liquide trop rapidement et par suite l'épuration était mauvaise. Aussi, au bout de quelques semaines, avons-nous décidé de les casser en fragments de la même grosseur que les morceaux de calcaire. De plus, pour éviter que les intempéries n'effritent trop rapidement les couches superficielles de la tourbe, nous avons recouvert le lit d'une mince couche de briques cassées.

Le lit bactérien n° 2 est composé de briques cassées en fragments de la grosseur d'un œuf de poule, mélangées aux mêmes pierres calcaires dans la proportion de trois parties de briques pour une de pierres calcaires.

Les lits bactériens n°ˢ 3, 4 et 5, désignés sous le seul n° 3. sont les lits anciens gardés tels provisoirement. Ils sont composés seulement de scories.

Le lit bactérien n° 6 a d'abord été construit avec des briques disposées les unes horizontalement, les autres verticalement, par couches alternatives en quinconces, laissant entre elles des espaces vides rectangulaires dans chacun desquels on a placé des briquettes de tourbe et quelques fragments de calcaire. Il avait 1ᵐ,40 de hauteur. Les eaux déversées sur le lit filtrant trop rapidement pour être suffisamment épurées, nous avons dû le modifier à deux reprises : la tourbe placée dans les cellules fut concassée en morceaux de la grosseur d'un œuf de poule ; puis, pour obtenir une meilleure répartition, une couche de 0ᵐ,40 de hauteur du lit fut supprimée et remplacée par des scories privées de poussières.

Les lits bactériens à percolation figurés à la partie droite du plan, alimentés par des bassins de chasses avec siphon

Emplacement de l'usine d'épuration
chimico-bactérienne

W.-C.

Fosse septique N° 1 — Passerelle — Capacité d° 275 m.c.

Fosse septique N° 2 — Capacité d° 275 m.c.

Fosse pour le dépôt des boues provenant des fosses septiques

Emplacement d'un distributeur Scott-Moncrieff

Lits bactériens à percolation

Lit bactérien à percolation

Distributeur automatique Fiddian

Bureau — Magasin — Laboratoire

Chemin de halage

CANAL DE LA BASSE-DEULE

E. Morieu, G.   Imp. Dufrénoy, Paris.

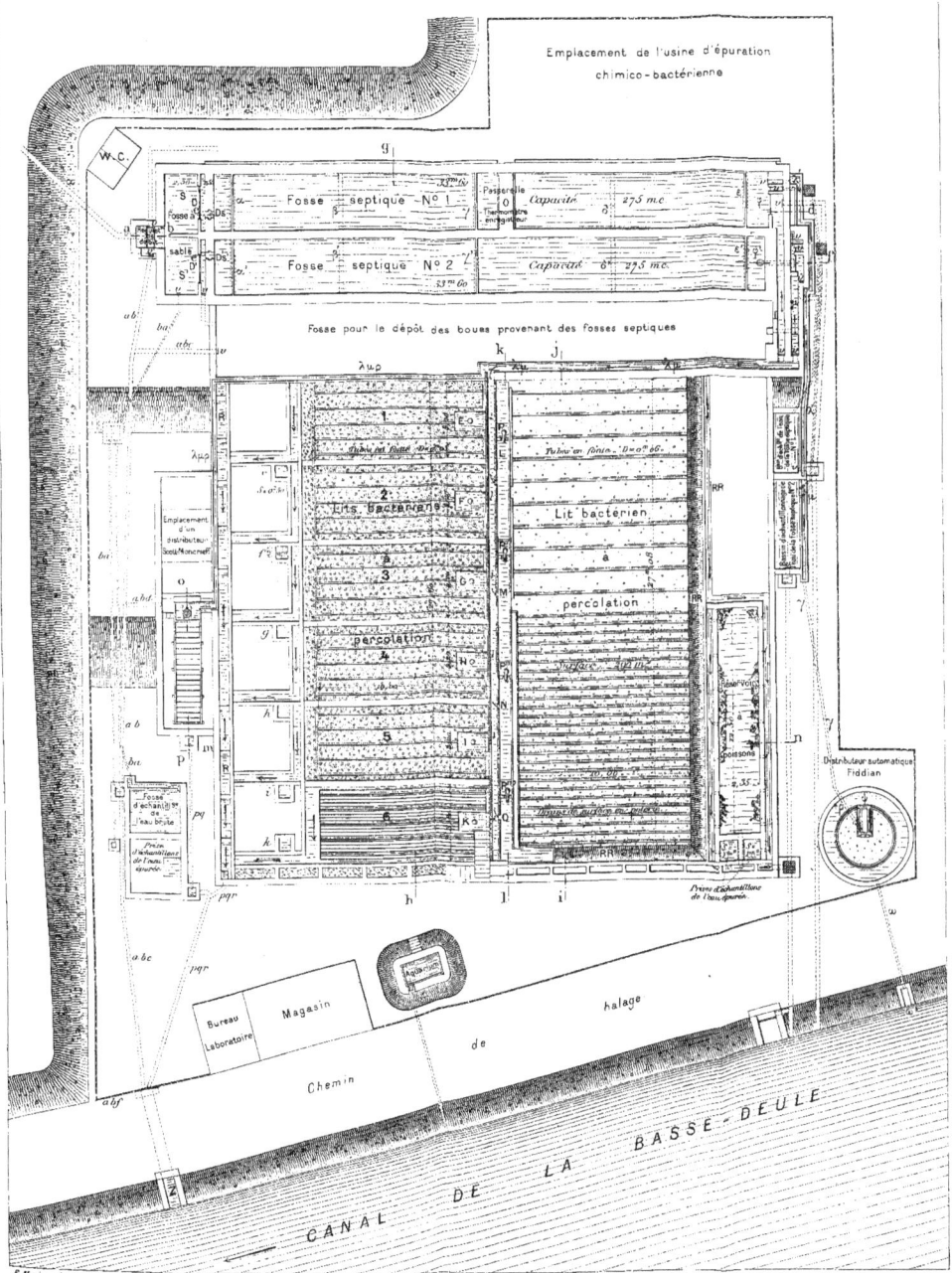

STATION EXPÉRIMENTALE DE LA MADELEINE.

Coupe a, b, c, d.

Fosse   septique

Coupe a, b, e, f.

Fosse   septique

Coupe g, h.

Fosses   septiques   E   F   G Siphons H Goneste I Herscher K

Coupe i, j.

Siphons Parenty   Fosses   septiques

Coupe k, l.

Coupe m, n.

Lits bactériens   à   percolation

STATION EXPÉRIMENTALE DE LA MADELEINE.

E. Marion, Gr.   Lith. Dufrénoy, Paris.

Parenty, sont composés de deux tiers de scories et d'un tiers de pierres calcaires ; ils n'ont subi aucune modification, ni entretien.

Nous nous trouvons ainsi en mesure d'étudier cette année avec plus de précision que nous n'avions pu le faire jusqu'alors, l'influence *comparative* des différents matériaux constituant les lits bactériens sur la marche de l'épuration des eaux d'égout de la Madeleine.

CHAPITRE II

Du 28 juin 1909 au 25 juin 1910, le contrôle de l'épuration a été fait chaque jour et les analyses ont porté, comme les années précédentes, sur :

1° L'oxygène emprunté au permanganate en 4 heures ;

2° L'oxygène emprunté au permanganate en 3 minutes avant et après incubation à la température de 30 degrés (pour les eaux épurées seulement) ou *indice de putrescibilité*, que nous avons tenté de déterminer aussi par une autre méthode ;

3° L'ammoniaque ;

4° Les nitrates ;

5° Les nitrites.

En outre, en novembre 1909, janvier, février, mars, avril et juillet 1910, pendant une période de sept jours, nous avons effectué les déterminations suivantes :

6° Les matières organiques et minérales en suspension dans l'eau brute ;

7° L'oxydabilité à chaud au permanganate (matières organiques en solution, double dosage en solution acide et en solution alcaline) ;

8° L'azote organique total et dissous ;

9° Le carbone organique total et dissous ;

10° L'alcalinité.

Les méthodes employées pour ces analyses ont été décrites

en détail et commentées dans le premier supplément de ces recherches ([1]).

Comme il est de règle avec les systèmes d'égouts unitaires tels que celui de la Madeleine, où les eaux résiduaires industrielles viennent se mélanger en grandes quantités aux eaux ménagères, les variations du volume des eaux à épurer sont très grandes. Le débit moyen a été de 400 à 500 mètres cubes par jour. Nous avons indiqué dans le tableau 1 les nombres relevés pendant les périodes d'analyses complètes avec le volume d'eau d'égout traité par mètre carré de lit bactérien par jour.

Les analyses ont toujours été effectuées en prélevant des échantillons moyens de vingt-quatre heures dans les bassins d'échantillonnage.

Le tableau 1 indique les résultats fournis par les analyses complètes de six périodes de sept jours chacune. Les autres tableaux et graphiques ont été établis d'après les moyennes par semaine. Tous les résultats sont donnés en milligrammes par litre. Comme les deux fosses septiques ont toujours fonctionné parallèlement, nous avons indiqué les résultats obtenus pour le mélange des deux effluents.

Les lits bactériens à percolation sont désignés de la façon suivante :

Lits anciens, composés de scories seules, qui ont été remaniés comme il a été décrit plus haut pour composer les lits n°s 1 à 6 ; surface 400 mètres carrés ;

Lits A, composés de scories et calcaire, désignés l'an dernier comme lits nouveaux alimentés par siphons Parenty et tubes en fonte perforée ; surface 155 mètres carrés ;

Lits B, composés de scories et calcaire, désignés l'an dernier comme lits nouveaux alimentés par siphons Parenty et drains. Les drains de surface ont été, depuis, remplacés par des tubes en fonte perforée ; surface 155 mètres carrés ;

Lits 1, composés de tourbe et calcaire recouverts d'une couche de briquaillons ; surface 42 mètres carrés ;

[1] Paris. Masson et Cie, éditeurs, 1908.

TABLEAU I. — **Périodes d'analyses complèt[es]**

DATE DE LA PRISE	NATURE DE L'ÉCHANTILLON	VOLUME MOYEN EN MÈTRES CUBES PAR 24 HEURES PENDANT LES 7 JOURS	VOLUME D'EAU TRAITÉ PAR MÈTRE CARRÉ DE LITS BACTÉRIENS PAR JOUR, EN MÈTRES CUBES	ALCALINITÉ EN CO³ Ca	MATIÈRES EN SUSPENSION	
					ORGANIQUES.	MINÉRALES
Du 7 au 15 novembre 1909	Eau brute	480,0	»	530,0	65,0	57,0
	Effluent des fosses septiques.	480,0	»	517,0	»	»
	Effluent des lits bactériens : A	105,0	0,777	280,0	»	»
	— — B	105,0	»	254,0	»	»
Du 16 au 22 janvier 1910	Eau brute	426,5	»	580,0	160,0	128,0
	Effluent des fosses septiques	426,5	»	403,0	»	»
	Effluent des lits bactériens : A	105,0	0,765	295,0	»	»
	— — B	105,0	»	344,0	»	»
Du 20 au 26 février 1910	Eau brute.	408,8	»	381,0	176,0	255,0
	Effluent des fosses septiques.	408,8	»	414,0	»	»
	Effluent des lits bactériens N° 1.	31,1	0,691	517,0	»	»
	— — N° 2	31,1	»	556,0	»	»
	— — N° 3	95,3	»	551,0	»	»
	— — N° 6	31,1	»	394,0	»	»
Du 13 au 19 mars 1910	Eau brute	495,0	»	401,0	211,0	225,0
	Effluent des fosses septiques.	495,0	»	417,0	»	»
	Effluents des lits bactériens : A	107,1	0,795	516,0	»	»
	— — B	107,1	»	554,0	»	»
Du 17 au 23 avril 1910	Eau brute	428	•	447,0	265,0	285,0
	Effluent des fosses septiques.	428	»	460,0	»	»
	Effluent des lits bactériens : N° 1	55,2	0,792	550,0	»	»
	— — N° 2	55,2	»	363,0	»	»
	— — N° 3	105,6	»	501,0	»	»
	— — N° 6	55,2	»	370,0	»	»
Du 16 au 22 juillet 1910	Eau brute.	375,5	»	585,0	201,0	252,0
	Effluent des fosses septiques.	375,5	»	400,0	»	»
	Effluent des lits bactériens : A	92,75	0,684	340,0	»	»
	— — B	92,75	»	555,0	»	»
	— N° 1	25,75	0,528	290,0	»	»
	— N° 2	25,75	»	343,0	»	»
	— N° 3	71,25	»	581,0	»	»
	— N° 6	25,75	»	555,0	»	»

la **Madeleine** en **1909-1910**.

OXYGÈNE ABSORBÉ		MATIÈRES ORGANIQUES Dosage au permanganate en oxygène		CARBONE ORGANIQUE EN C			AMMONIAQUE EN AzH³	AZOTE EN Az				NITRATES EN Az² O⁵	NITRITES EN Az² O³
EN 4 HEURES	APRÈS 7 JOURS D'INCUBATION À 30 DEGRÉS	EN SOLUTION ACIDE	EN SOLUTION ALCALINE	TOTAL	DISSOUS	EN SUSPENSION	AMMONIACAL	AMMONIACAL	ORGANIQUE TOTAL	ORGANIQUE DISSOUS	ORGANIQUE EN SUSPENSION		
51,2	»	149,0	90,0	117,1	71,8	45,5	27,4	22,5	13,2	10,5	1,9	»	»
42,9	»	129,0	84,0	»	65,7	«	25,0	20,5	»	11,4	»	»	»
6,5	5,1	14,0	9,4	»	19,9	«	2,9	2,4	»	4,1	»	20	1.8
6,1	2,6	11,6	9,1	«	15,1	«	3,9	3,2	»	5,7	»	10,4	2,0
30,9	»	77,1	49,7	123,0	55,6	67,4	16,7	15,7	12,9	6,0	6,9	»	»
29,6	»	75,7	56,5	«	55,0	«	16,6	13,6	»	7,0	»	»	»
8,6	5,1	16,4	15,0	«	17,2	«	5,5	4,5	»	2,7	»	10	0,3
8,7	5,5	18,5	11,9	«	16,7	«	9,5	7,8	»	4,0	»	traces	0,1
24,1	»	65,7	42,5	182,0	48,0	134,0	15,4	12,6	17,2	7,0	10,2	»	»
24,8	«	64,0	45,1	»	55,6	«	16,5	13,4	»	12,2	»	»	»
14,5	5,9	52,0	21,8	»	23,5	«	8,5	7,0	»	6,5	»	8,4	1,4
14,1	4,6	52,7	25,6	•	29,7	«	10,1	8,2	«	6,5	»	12,6	1,4
8,2	2,5	17,1	13,5	»	20,7	«	5,5	2,9	»	2,5	»	20,0	3,0
16,5	8,2	56,7	28,5	»	50,2	«	12,5	10,1	»	6,5	»	1,7	1,2
27,7	»	7,6	56,6	184,0	56,7	127,5	15,5	12,7	14,4	9,1	5,5	»	»
28,9	«	76,0	48,6	»	51,5	«	15,6	12,7	»	9,5	»	»	»
5,8	1,9	15,2	10,6	«	15,9	«	1,6	1,5	»	5,4	»	21,9	0,4
6,5	1,8	11,5	11,0	«	16,1	»	1,9	1,6	»	4,5	»	18,6	0,6
42,7	»	118,9	75,1	267.8	112,0	125,8	24,8	20,5	18,1	7,5	10,9	»	»
58,5	»	104,5	66,5	·	25,9	»	23,5	19,5	»	8,1	»	»	»
16,9	6,8	57,1	28,6	»	51,1	«	7,5	6,2	»	6,1	«	6	2,1
19,4	6,2	42,4	50,4	«	52,5	»	7,6	6,2	»	6,5	»	7,7	3,4
10,5	5,1	22,6	18,8	«	25,1	»	5,2	4,5	»	5,1	»	7,4	2,2
19,5	8,4	45,5	55,0	«	55,1	»	9,0	7,4	»	6,4	»	0	1,9
45,8	»	97,4	65,4	161,5	61	100,5	21,5	17,5	15,8	8,2	7,6	»	»
56,5	»	80,6	57,4	«	54,5	»	20,2	16,6	»	9,4	»	»	»
10,4	5,7	19,9	17,0	«	9,7	»	5,5	2,9	»	2,1	»	23,9	2,5
10,8	5,9	21,9	14,6	»	14	«	4,4	5,6	»	2,4	»	20,1	2,6
13,5	4,2	25,9	17,7	«	21,0	«	2,4	2,0	«	5,2	»	25,4	3,0
17,5	5,4	54,4	24,5	«	25,5	»	5,2	4,5	»	6,5	»	16,1	2,8
11,9	5,7	22,5	16,6	i	18,5	»	6,9	5,7	»	5,8	»	6,4	0,8
16,5	4.7	29,6	20,5	«	22,4	»	6,2	5,1	»	5,4	»	14,5	2,4

Lits 2, composés de briquaillons et calcaire; surface 42 mètres carrés;

Lits 5, anciens de scories seules; surface 126 mètres carrés;

Lits 6, à cellules de briques avec tourbe et calcaire, recouverts d'une couche de 0^m,40 de scories; surface 42 mètres carrés.

Les lits 1, 2, 3 et 6 sont alimentés par des siphons type Geneste-Herscher et des tubes de fonte perforée :

1° Oxygène absorbé en 4 heures. — Nous notons toujours de très grandes variations dans la pollution; ainsi l'oxygène

Oxygène absorbé en 4 heures.

DATES	EAU BRUTE	FOSSE SEPTIQUE	LIT ANCIEN	LIT A	LIT B
Du 28 juin au 4 juil. 1909. .	50,6	35,8	8,5	10,5	10,6
— 5 juil. — 11 — . . .	40,5	30,8	6,8	8,2	8,9
— 1er août — 7 août . . .	56,9	44,6	11,7	14,4	15,7
— 8 — — 14 — . . .	65,7	52,7	11,5	11,6	15,3
— 15 — — 21 — . . .	59,2	48,2	10,1	10,9	12,1
— 22 — — 28 — . . .	51,3	42,2	8,6	10,2	11,2
— 29 — — 4 sept. . .	53,0	42,0	7,2	9,1	9,7
— 13 sept. — 18 — . . .	51,0	41,7	13,8	12,4	13,8
— 19 — — 25 — . .	49,2	43,4	10,5	9,8	12,5
— 26 — — 2 oct. . .	45,4	56,9	9,8	9,4	11.9
— 3 oct. — 9 — . .	43,4	52,8	8,8	6,2	8,6
— 10 — — 16 — . .	48,1	40,0	8,9	6,9	10,5
— 17 — — 23 — . .	45,2	54,5	»	9,8	12.8
— 24 — — 30 — . .	34,9	51,7	»	10,9	12,2
— 31 — — 6 nov. . .	42,5	52,8	»	7,1	7,1
— 7 nov. — 13 — . .	51,1	42,9	»	6,5	6,1
— 14 — — 20 — . .	54,9	48,6	»	7,7	8,5
— 21 — — 26 — . .	74,5	65,5	»	19,7	22,5
— 4 déc. — 11 déc. — . .	59,2	52,6	»	16,9	16.6
— 12 — — 18 — — . .	61,3	53,4	»	14,4	21,9
— 19 — — 25 — — . .	58,5	55,5	»	12,1	15,1
— 26 — — 1er janv. 1910. .	35,0	33,6	»	9,9	12,5
Moyenne			9,4		

absorbé en 4 heures a varié pour l'eau brute de 20,8 à 74,5. Il est donc très important de ne juger l'épuration que par les résultats d'un grand nombre d'analyses quotidiennes.

Oxygène absorbé en 4 heures.

DATES	EAU BRUTE	FOSSE SEPTIQUE	LITS BACTÉRIENS					
			A	B	N° 1	N° 2	N° 5	N° 6
Du 2janv. au 8janv.1910.	44,1	42,9	10,5	10,1	»	»	»	»
— 9 — 15 —	44,5	43,4	8,3	8,9	»	»	»	»
— 16 — 22 —	30,9	29.6	8,6	8,7	»	»	»	»
— 23 — 29 —	23,9	23,1	6,2	6,2	14,0	15,3	17,0	17,2
— 30 — 5 février..	31,9	30,1	6,8	6,2	15,7	17,7	8,4	18,3
— 6 février 12 —	20.8	23,1	6,0	6,1	13,3	13,7	7,3	15,8
— 13 — 19 —	30,1	29,9	6,1	6,8	15,5	17,3	7,9	17,1
— 20 — 26 —	24.1	24,8	5,7	6,5	14,5	14,1	8,2	16,3
— 27 — 5 mars..	23,2	24,7	4,9	5,4	12,9	13,5	8,1	11,9
— 6 mars 12 —	31,3	30,0	6,6	6,8	16,7	16,7	10,2	18,2
— 13 — 19 —	27,7	28,9	5,8	6,5	15,9	16.3	9,7	18,5
— 20 — 26 —	41,3	37,5	5,6	6,4	17,7	11,5	11,1	21,3
— 27 — 2 avril. .	49,5	44,6	6,1	6,4	»	»	»	»
— 3 avril 9 —	44,9	40,9	8,0	8,2	22,6	12,9	11,4	24,5
— 10 — 16 —	42,9	36,9	8,7	9,4	19,3	20,7	10,5	23,1
— 17 — 23 —	42,7	38,3	8,1	8,6	16,9	19,4	10,5	19,5
— 24 — 30 —	42,1	38,8	9,6	10,2	18,5	19,9	12,9	»
— 1er mai 7 mai..	45,7	38,6	10,7	11,6	18,2	18,1	14,7	»
— 8 — 14 —	28,9	26,0	8,6	8,6	13,8	12,5	11,1	»
— 15 — 21 —	31,3	32,7	»	»	»	14,5	14,3	11.0
— 22 — 28 —	46,1	45,1	»	»	»	15,6	15,2	13,0
— 29 — 4 juin..	54,7	57,0	»	»	»	20,5	17,8	16,0
— 5 juin 11 —	54,0	54.4	»	»	»	19,6	18,4	17,0
— 12 — 18 —	51,4	45,3	9,6	9,7	15,0	19,2	10,4	17,9
— 19 — 25 —	59,3	47,5	10,1	11,5	16,0	19,4	10,7	16,4
Moyennes.	44,2	39,1	8,7	10,3	16,2	16,5	11,7	17,3

Les coefficients d'épuration ont été :

Lits anciens. 78,6 0/0
Lits A. 80,4 0/0
Lits B. 76,7 0/0
Lits n° 1. . . . .   63,5 0/0
Lits n° 2. . . . .   62,5 0/0
Lits n° 5. . . . .   75,6 0/0
Lits n° 6. . . . .   60,9 0/0

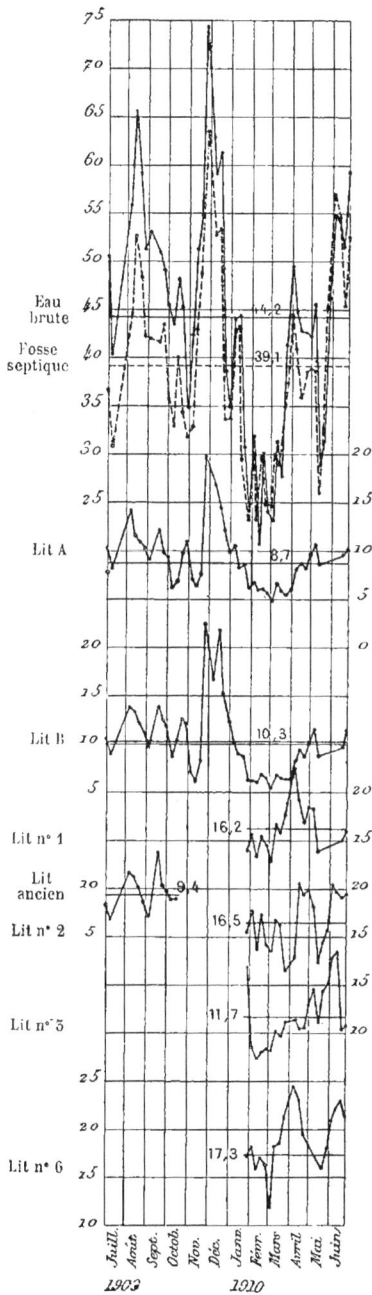

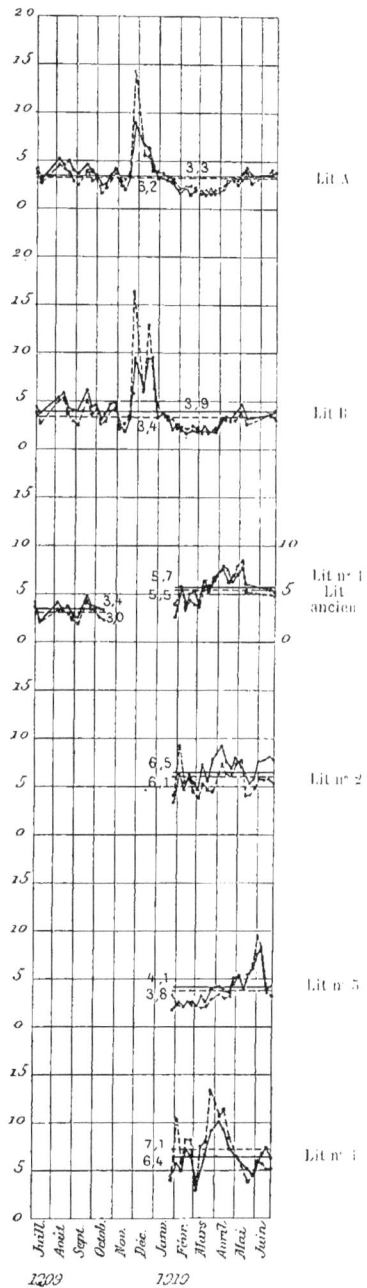

Graphique n° 1.
Oxygène absorbé en 4 heures.

Graphique n° 2.
Oxygène absorbé en 5 minutes.

———— avant incubation.
.... après —

2° **Oxygène absorbé en 3 minutes avant et après incubation à
l'étuve à 30 degrés**. — Les tableaux ci-après et le graphique

Oxygène absorbé en 3 minutes.

DATES	LIT ANCIEN		LIT A		LIT B	
	Avant incubation	Après incubation	Avant incubation	Après incubation	Avant incubation	Après incubation
Du 28 juin au 4 juillet 1909 . .	3,7	4,2	4,2	3,5	4,3	3,8
— 5 juill. — 11 — . .	2,1	2,1	2,9	2,7	3.7	2,7
— 1 août — 7 août. . . .	4,3	3,3	3,1	4,6	5,3	5.0
— 8 — — 14 — . . .	3,4	3,2	4,6	4,1	5,7	5,2
— 15 — — 21 — . . .	3,6	2,9	5,0	3,7	4,3	3,8
— 22 — — 28 — . . .	2,8	2,3	3,8	2,8	4,1	3,0
— 29 — — 5 sept. . . .	2,8	2,0	3,5	2,5	4,0	2,6
— 13 sept. — 18 — . . .	4,9	4,3	4,5	3,8	6,1	5,1
— 19 — — 25 — . . .	3,7	3,3	3,8	2,9	4,3	3,6
— 26 — · 2 octobre . . .	3,6	3,1	3,2	3,0	4,5	4,1
— 5 oct. — 9 — . . .	3,4	2,6	2,3	1,6	3,1	2,6
— 10 — — 16 — . . .	3,1	2,3	2,4	2,1	3,7	2,9
— 17 — — 23 — . . .	»	»	3,4	3,1	4,7	3,9
— 24 — — 30 — . . .	»	»	4,0	3,6	4,9	4,1
— 31 — — 6 nov. . . .	»	»	2,7	2,5	2,7	2,1
— 7 nov. — 13 — . . .	»	»	1,9	3,1	1,9	2,6
— 14 — — 20 — . . .	»	»	3,3	3,5	3,3	3,5
— 21 — — 26 — . . .	»	»	8,8	14,5	9,4	16,3
— 4 déc. — 10 déc. . . .	»	»	6,7	5,5	6,6	5,9
— 11 — — 17 — . . .	»	»	6,1	5,4	9,4	12,9
— 18 — — 24 — . . .	»	»	4	5,8	9,6	6,3
— 25 — — 31 — . . .	»	»	5,2	3,7	3 3	4,2
Moyennes	3,4	3,0				

n° 2 montrent que les effluents des lits anciens et les lits A et
B n'ont jamais été putrescibles, mais qu'il n'en a pas toujours
été de même pour les autres effluents.

Oxygène absorbé en 3 minutes.

DATES	LIT A avant incubation	LIT A après incubation	LIT B avant incubation	LIT B après incubation	LIT N° 1 avant incubation	LIT N° 1 après incubation	LIT N° 2 avant incubation	LIT N° 2 après incubation	LIT N° 3 avant incubation	LIT N° 3 après incubation	LIT N° 6 avant incubation	LIT N° 6 après incubation
Du 2 janv. au 8 janv. 1910	3,2	3,3	3,7	3,7	»	»	»	»	»	»	»	»
— 9 — — 15	3,1	3,2	3,4	3,1	»	»	»	»	»	»	»	»
— 16 — — 22	2,8	3,1	2,1	3,3	»	»	»	»	»	»	»	»
— 23 — — 29	2,0	2,1	2,4	2,2	2,6	3,9	3,4	4,1	2,0	3,0	4,1	4,3
— 30 — — 5 févr.	2,2	2,2	2,2	2,3	3,6	3,7	6,3	9,3	2,6	2,5	5,8	10,3
— 6 févr. — 12	1,6	2,3	1,8	2,1	3,8	3,7	4,5	5,5	2,2	2,2	5,0	5,8
— 13 — — 19	1,9	2,1	2,2	2,5	5,0	4,3	6,3	5,8	2,6	2,6	7,1	8,2
— 20 — — 26	1,9	1,5	2,1	2,3	5,4	3,9	5,3	4,6	2,6	2,3	6,4	8,2
— 27 — — 5 mars	1,5	1,9	2,0	1,9	3,9	3,7	4,5	5,9	2,2	2,2	3,8	3,0
— 6 mars — 12	2,1	1,6	2,4	1,8	6,3	5,7	7,2	5,5	3,3	2,1	6,9	7,5
— 13 — — 19	1,8	1,9	1,9	1,8	5,3	5,8	5,6	4,7	2,7	2,2	6,5	7,7
— 20 — — 26	1,9	2,1	2,0	2,0	6,6	6,4	7,8	4,6	4,0	2,9	8,7	13,5
— 27 — — 2 avril	2,1	2,2	2,1	2,3	»	»	»	»	»	»	»	»
— 3 avril — 9	2,9	2,9	3,0	3,3	7,9	7,6	9,2	7,4	4,1	3,3	10,1	10,6
— 10 — — 16	3,1	3,0	3,4	3,1	7,4	6,1	7,5	6,3	3,8	3,0	9,1	11,4
— 17 — — 23	2,9	2,6	3,3	3,0	6,5	6,8	6,9	6,2	3,7	5,1	7,1	8,4
— 24 — — 30	3,3	3,0	3,8	3,1	7,0	7,8	7,9	7,4	5,1	4,5	»	»
— 1er mai — 7 mai	4,1	3,8	4,5	3,8	7,7	8,5	7,0	7,7	5,3	5,4	»	»
— 8 — — 14	3,4	2,6	3,2	2,6	5,8	5,1	4,8	4,0	3,9	3,9	»	»
— 15 — — 21	»	»	»	»	»	»	5,3	4,1	5,5	5,5	5,1	5,7
— 22 — — 28	»	»	»	»	»	»	5,8	4,9	6,1	6,4	4,3	4,3
— 29 — — 4 juin	»	»	»	»	»	»	7,6	5,9	7,6	9,4	6,0	6,1
— 5 juin — 11	»	»	»	»	»	»	7,8	5,8	8,0	8,2	6,8	5,8
— 12 — — 18	3,6	3,8	3,7	3,7	5,5	4,9	8,1	5,8	3,9	3,5	7,2	5,1
— 19 — — 25	3,7	3,7	3,9	3,5	5,3	4,9	7,9	5,4	4,2	3,5	6,3	5,1
Moyennes	3,3	3,2	3,9	3,4	5,7	5,5	6,5	6,1	4,1	3,8	6,4	7,1

	INCUBATION Avant.	Après.
Lits anciens	5,4	3,0
Lits A	3,3	3,2
Lits B	3,9	3,4
Lits n° 1	5,7	5,5
Lits n° 2	6,5	6,1
Lits n° 3	4,1	3,8
Lits n° 6	6,4	7,1

3° **Ammoniaque libre ou saline**. — Le taux moyen d'ammoniaque a été un peu inférieur dans l'eau brute à ce qu'il était l'an dernier; par contre, on observe un accroissement constant de l'ammoniaque dans les fosses septiques. Les coeffi-

Ammoniaque libre ou saline en AzH^3.

DATES	EAU BRUTE	FOSSE SEPTIQUE	LIT ANCIEN	LIT A	LIT B
Du 28 juin au 4 juil. 1909. .	18,0	18,2	2,7	2,5	3,8
— 5 juil. · 11 — . .	18,1	15,4	2,0	1,7	2,7
— 1er août — 7 août . .	13,8	13,5	2,1	3,9	3,9
— 8 — · 14 — · — .	13,4	14,0	2,5	3,5	5,2
— 15 — · 21 — . .	15,7	16,3	1,4	3,6	5,3
— 22 — · · 28 — . .	13,9	14,3	1,2	2,6	4,7
— 29 — — 3 sept. . .	16,6	16,1	2,1	2,4	3,5
— 13 sept. — 18 — . .	14,9	16,0	3,6	2,9	4,0
— 19 — · · 25 — . .	20,0	20,3	4,6	2,5	5,0
— 26 — · · 2 oct. . .	19,1	17,9	5,2	2,2	5,5
— 3 oct. · 9 — · · .	17,0	17,0	3,3	0,9	4,0
— 10 — 16 — · · · .	20,9	16,3	4,5	1,4	4,3
— 17 — · 23 — . .	18,3	20,5	»	3,6	5,0
— 24 — · 30 — · . .	19,3	18,5	»	2,8	5,4
— 31 — 6 nov. · · .	22,1	21,0	»	2,7	4,1
— 7 nov. 13 — · . .	27,4	25,0	»	2,9	3,9
— 14 — · · 20 — . .	30,3	32,0	»	4,9	5,1
— 21 — · 26 — · · .	35,1	34,0	»	11,6	13,9
— 4 déc. · 10 déc. · · · .	30,0	28,1	»	6,4	8,1
— 11 — · — 17 — · — .	26,4	26,3	»	7,7	11,5
· 18 — · · 24 — · — . .	19,9	20,4	»	6,3	9,9
— 25 · · 1er janv. 1910. .	21,9	20,9	»	3,7	10,0
Moyenne			2,9		

cients d'épuration rapportés à l'effluent des fosses septiques ont été :

Lits anciens.	85,6 0/0
Lits A.	82,6 0/0
Lits B.	73,7 0/0
Lits n° 1.	63,7 0/0
Lits n° 2.	60,1 0/0
Lits n° 3.	68,7 0/0
Lits n° 6.	55,8 0/0

Ammoniaque libre ou saline en Az H⁵.

DATES	EAU BRUTE	FOSSE SEPTIQUE	LITS BACTÉRIENS					
			A	B	N° 1	N° 2	N° 3	N° 6
Du 2 janv. au 8 janv. 1910.	22,1	23,8	5,7	9,5	"	"	"	"
— 9 — — 15 —	23,4	24,8	6,0	10,4	"	"	"	"
— 16 — — 22 —	16,7	16,6	5,5	9,5	"	"	"	"
— 23 — — 29 —	13,7	14,1	4,3	7,0	8,4	8,6	2,6	9,8
— 30 — — 5 février..	15,8	15,1	2,4	2,7	10,5	11,1	2,9	11,8
— 6 févr.— 12	12,6	14,0	2,9	2,7	9,2	10,7	2,4	11,4
— 13 — — 19 —	15,3	16,0	1,9	2,9	8,5	10,4	2,9	12,4
— 20 — — 26 —	15,4	16,3	1,8	3,4	8,5	10,1	5,5	12,5
— 27 — — 5 mars ..	12,9	14,4	1,5	2,3	6,8	7,1	3,7	7,5
— 6 mars — 12 —	15,2	15,0	1,6	2,3	7,9	8,2	4,5	10,4
— 13 — — 19 —	15,5	15,6	1,6	1,9	8,3	7,6	5,8	9,5
— 20 — — 26 —	20,1	20,8	1,5	1,9	10,5	10,6	7,5	12,8
— 27 — — 2 avril...	20,6	22,7	1,4	1,9	"	"	"	"
— 5 avril — 9 —	26,7	25,9	2,5	3,0	8,4	8,5	5,1	12,1
— 10 — — 16 —	21,1	22,1	3,5	4,9	8,1	8,1	4,9	11,5
— 17 — — 23 —	24,8	23,5	3,5	4,5	7,5	7,6	5,2	9,0
— 24 — — 30 —	21,1	21,8	3,5	4,3	8,8	8,7	8,0	"
— 1er mai — 7 mai...	24,4	24,9	4,3	5,1	8,7	7,7	8,6	»
— 8 — — 14 —	16,1	17,9	4,0	3,7	7,7	5,6	8,4	»
— 15 — — 21 —	15,4	16,5	"	"	"	4,2	7,7	3,7
— 22 — — 28 —	18,3	17,5	"	»	"	5,0	9,6	3,4
— 29 — — 4 juin...	20,4	20,7	"	»	"	6,1	11,6	4,1
— 5 juin — 11 —	27,1	27,5	»	"	».	8,6	15,5	4,8
— 12 — — 18 —	17,4	19,5	4,6	3,2	4,0	5,4	5,9	5,6
— 19 — — 25 —	23,1	23,7	4,8	2,6	2,6	7,1	5,1	6,6
Moyennes..	19,7	20,1	3,5	5,3	7,5	8,0	6,5	8,9

4° et 5° **Nitrates et nitrites.** — La nitrification a toujours été active, sauf pendant quelques périodes. Elle a été très satisfaisante dans l'ensemble comme le montrent les moyennes suivantes :

	Nitrates.	Nitrites.
Lits anciens.	19,6	0,4
Lits A	18,5	1,4
Lits B	9,1	1,1
Lits n° 1	12,6	2,1
Lits n° 2	12,1	2,8
Lits n° 3	15,2	1,6
Lits n° 6	10,5	2,0

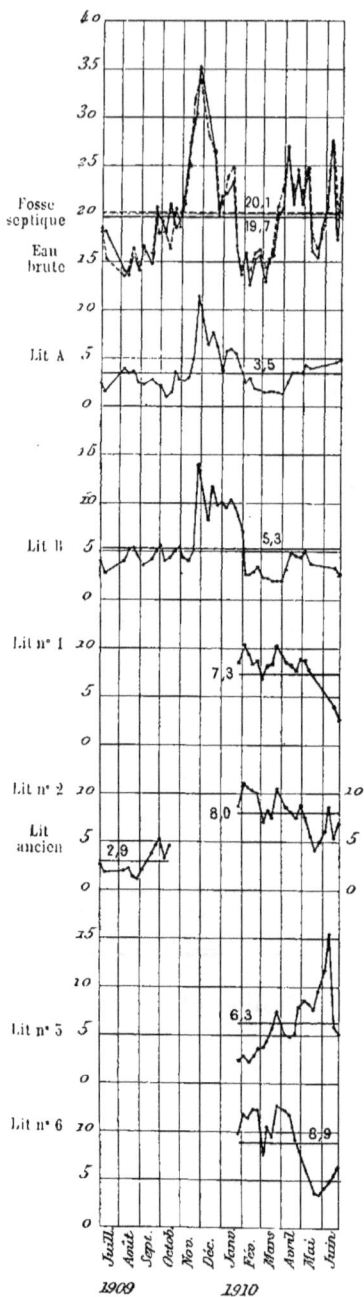

Graphique n° 3.
Ammoniaque.

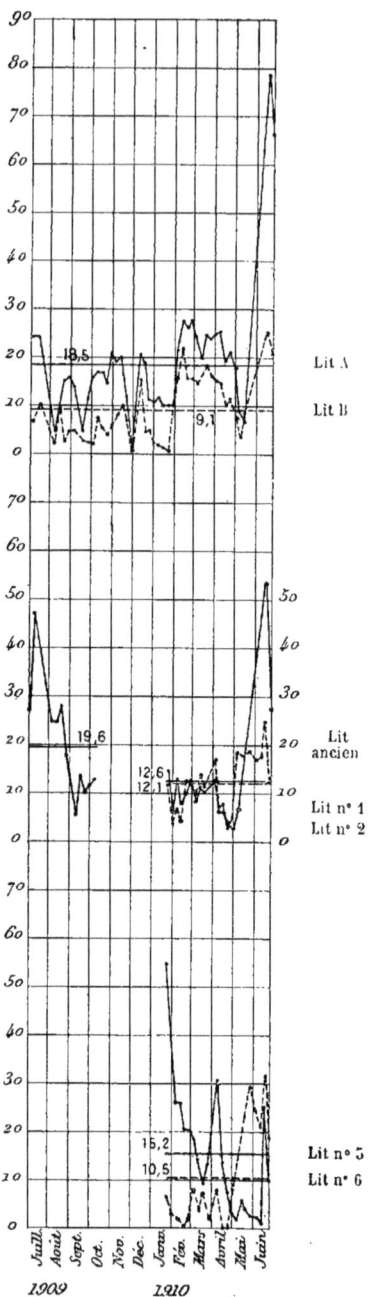

Graphique n° 4.
Nitrates.

Lits A, 1, 3 et ancien, traits pleins.
Lits B, 2 et 6, traits pointillés.

6° **Matières en suspension**. — Comme nous l'avons fait remarquer à maintes reprises, les déterminations directes de la quantité de matières en suspension dans les eaux d'égout sont très difficiles, pour ne pas dire impossibles à effectuer

Nitrates. — Nitrites

DATES	LIT ANCIEN		LIT A		LIT B	
	Nitrates	Nitrites	Nitrates	Nitrites	Nitrates	Nitrites
Du 28 juin au 4 juillet 1909. . .	27	0,6	24	2,1	6,9	1,5
— 5 juillet — 11 —	47	tr.	24	0,9	10,1	0,8
— 1 août — 7 août.	»	0,7	4,1	2,3	2,3	1,5
— 8 — — 14 — . . .	22	0,3	8,3	2,6	9,5	0,7
— 15 — — 21 — . . .	22	0,5	15,0	2,5	2,6	0,9
— 22 — — 28 — . . .	28	0	16,0	1,3	4,8	1,0
— 29 — — 3 sept. . . .	16,7	0	13,9	1,5	5,2	1,3
- 13 sept. — 18 — . . .	5,4	tr.	4,5	0,6	3,1	0,4
— 19 — — 25 — . . .	14,0	0,5	11.6	2,0	2 8	1,0
— 26 — — 2 oct. . . .	10,0	0,8	16,0	2,1	2,5	1,7
— 5 oct. — 9 — . . .	11.7	1,0	17,0	0,7	7.6	0.6
— 10 — — 16 — . . .	15,0	0,5	17,0	0,4	5,3	1,5
— 17 — — 23 — . . .	»	»	15,0	1,5	3,9	1,2
— 24 — — 30 — . . .	»	»	21,0	2,5	6	1,5
— 31 — — 6 nov. . . .	»	»	19,0	1.4	8	1,4
— 7 nov. — 15 — . . .	»	»	20 0	1,8	10	2,0
— 14 — — 20 — . . .	»	»	12,4	0,9	7	1.2
— 21 — — 26 — . . .	»	»	2.0	tr.	0,2	0
— 4 déc. — 11 déc. . . .	»	»	21,0	0	15,7	tr.
— 12 — — 18 — . . .	»	»	19,0	tr.	4,6	0,8
— 19 — — 25 — . . .	»	»	11,4	1,7	5,0	1,2
— 26 — — 1 janv. 1910 . . .	»	»	11,0	1,3	2,5	0 6
Moyennes	19,6	0,4				

d'une manière rigoureuse et on ne doit pas en déduire la quantité de boues introduites dans les fosses septiques. Comme il ne s'en échappe qu'une très petite proportion, on a une évaluation plus exacte et surtout plus pratique, en cubant les boues que l'on est obligé d'extraire des fosses à certaines époques.

Nous avons, par des sondages, évalué la quantité de boues déposées dans les fosses septiques et, d'après le profil obtenu avant et après dragage, le volume que nous avons retiré qui a été de 99^{mc},7, soit 1/5,6 du volume total des fosses.

Si l'on admet que ces boues contiennent 80 °/₀ d'eau, on a donc extrait 19 940 kilogrammes de boues sèches. Comme nos

Nitrates. — Nitrites.

DATES	LIT A		LIT B		LIT N° 1		LIT N° 2		LIT N° 3		LIT N° 6	
	Nitrates	Nitrites	Nitrates	Nitrites	Nitrates	Nitrites	Nitrates	Nitrites	Nitrates	Nitrites	Nitrates	Nitrites
Du 2 janv. au 8 janv. 1910	12	0,8	2,0	0,2	»	»	»	»	»	»	»	»
— 9 — — 15 — —	10	0,5	1,2	tr.	»	»	»	»	»	»	»	»
— 16 — — 22 — —	10	0,5	0,2	0,4	»	»	»	»	»	»	»	»
— 23 — — 29 — —	10	0,3	10,9	0,8	13	0,9	12	1,7	55	0,6	6,4	2,3
— 30 — — 5 fév.	21,7	0,4	16,0	0,9	6,2	1,1	4,1	0,7	26,1	0,6	4,9	0,4
— 6 fév. — 12 — —	28,0	3,6	22,0	2,8	13,0	3,9	7,2	2,9	26,0	3,0	1,9	2,7
— 13 — — 19 — —	26,3	0,3	16,0	0,5	5,1	1,3	4,6	1,2	20,4	2,9	0	0
— 20 — — 26 — —	28,0	0,6	16,0	0,8	10,0	1,4	12,6	1,4	20,0	3,0	1,7	0,2
— 27 — — 5 mars	24,7	0,7	13,0	1,3	13,0	4,7	12,0	5,5	18,4	4,0	8,1	4,3
— 6 mars — 12 — —	19,9	1,2	13,0	0,6	8,3	2,1	10,1	3,4	11,4	1,7	3,6	1,4
— 13 — — 19 — —	24,9	0,4	18,6	0,6	11,4	3,5	14,0	3,0	9,6	3,6	7,0	3,7
— 20 — — 26 — —	24,0	0,7	16,3	1,0	10,1	1,0	11,4	2,3	13,3	2,3	1,5	1,5
— 27 · — 2 avril —	25,0	0,5	15,4	1,0	»	»	»	»	•	»	»	»
— 3 avril — 9 — —	23,7	0,8	14,7	0,7	12,7	0	17,5	0	30,5	2,0	7,7	0
— 10 — — 16 — —	19,4	1,1	10,0	1,4	6,1	0	6,9	0	13,6	0,8	0	0
— 17 — — 23 — —	21,5	1,5	11,3	1,8	6,0	2,1	7,7	3,4	7,4	2,2	0	1,9
— 24 — — 30 — —	18,0	1,5	8,0	1,4	4,0	2,5	3,0	4,2	3,0	0,3	»	»
— 1 mai — 7 mai	8,9	1,5	4,4	0,6	3,0	2,7	4,6	5,1	1,7	0,2	»	»
— 8 — — 14 ·	7,5	tr.	9,0	1,0	6,9	0,5	18,4	1,3	6,6	1,0	»	»
— 15 — — 21	»	»	»	»	»	»	17,9	2,6	3,4	2,5	23,3	2,7
— 22 — — 28 — —	»	»	»	»	»	»	18,7	3,5	1,9	0	30,0	3,3
— 29 — — 4 juin —	»	»	»	»	»	»	17,0	1,6	2,0	0,5	25,9	2,0
— 5 juin — 11 — —	»	»	»	»	»	»	17,5	2,8	1,0	0	20,5	2,9
— 12 — — 18 —	79,1	2,0	25,2	1,7	53,2	1,7	24,6	4,2	24,3	0,7	31,0	5,3
— 19 — — 25 — —	66,0	5,0	20,7	4,3	27,6	4,3	12,7	7,1	9,7	2,6	18,9	4,2
Moyennes.	18,5	1,4	9,1	1,1	12,6	2,1	12,1	2,8	13,2	1,6	10,5	2,0

expériences nous ont montré que, pendant le séjour en fosses septiques, 20 °/₀ des boues disparaissaient par gazéification, si l'on ajoute les 4985 kilogrammes ainsi éliminés, on voit que les fosses ont reçu pendant l'année 24 925 kilogrammes comptés à l'état sec pour un mininum 150 000 mètres cubes d'eaux d'égout, soit 0^{kg},166 par mètre cube.

7° **Oxydabilité à chaud au permanganate.** — (Matières organiques en solution). La moyenne des résultats des six périodes
d'analyses permet d'établir les coefficients d'épuration suivants :

	Eau brute.		Effluent des fosses septiques.	
	Acide.	Alcaline.	Acide.	Alcaline.
Lits A	86,1 0/0	80,0 0/0	81,9 0/0	78,9 0/0
Lits B	85,5 0/0	80,1 0/0	81,1 0,0	78.8 0/0
Lits n° 1	72,3 0/0	65,6 0/0	64,0 0/0	61,4 0/0
Lits n° 2	68,1 0/0	57,5 0/0	58,4 0/0	54,9 0/0
Lits n° 3	82,0 0/0	74,0 0/0	77,5 0/0	72,4 0/0
Lits n° 6	67,4 0/0	56,8 0/0	57,6 0/0	53,9 0/0

8° **Azote organique.** — L'azote organique, contenu en faibles
proportions dans les eaux de la Madeleine, est toujours très
difficile à minéraliser ; aussi les coefficients d'épuration sont-
ils moins élevés que pour la matière organique :

	Eau brute.	Effluent des fosses septiques.
Lits A	61,3 0/0	67,5 0/0
Lits B	55,0 0/0	62,4 0/0
Lits n° 1	26,3 0/0	39,6 0/0
Lits n° 2	20,0 0/0	33,4 0/0
Lits n° 3	45,0 0,0	54,2 0/0
Lits n° 6	23,8 0/0	36,5 0/0

9° **Carbone organique.** — Nous remarquons le fait déjà
signalé dans nos précédents volumes, à savoir la diminution
du carbone organique dans les fosses septiques, sauf pour une
période.

Les coefficients d'épuration ont été :

	Eau brute.	Effluent des fosses septiques.
Lits A	78,4 0/0	73,4 0/0
Lits B	78,3 0/0	73,3 0/0
Lits n° 1	64,5 0/0	56,5 0/0
Lits n° 2	60,0 0/0	50,1 0/0
Lits n° 3	70,5 0/0	63,8 0/0
Lits n° 6	59,9 0/0	50,0 0/0

10° **Alcalinité**. — Les résultats sont analogues à ceux des années précédentes. L'alcalinité augmente légèrement dans l'eau par son passage dans la fosse septique, puis diminue dans les effluents des lits bactériens. La moyenne des résultats pour les périodes correspondantes est la suivante (exprimés en carbonate de chaux) :

	mgr.
Eau brute	423
Effluent des fosses septiques	434
— lits bactériens A	314
— — B	320
Eau brute	403
Effluent des fosses septiques	418
— lits bactériens n° 1	329
— — n° 2	354
— — n° 3	537
— — n° 6	376

La diminution d'alcalinité a été, par rapport à l'eau brute, pour les effluents des lits bactériens, et pour les mêmes périodes, de :

				mgr.
Lits A	25,8 0/0	Nitrates		20,2
Lits B	24,4 0/0	—		12,4
Lits n° 1	18,4 0/0	—		12,6
Lits n° 2	12,2	—		15,3
Lits n° 3	16,2	—		11,6
Lits n° 6	6,7	—		5,4

Ces résultats confirment ceux de l'an dernier montrant que la présence de calcaire dans un lit bactérien n'augmente pas l'alcalinité des effluents.

Nous avons mis en regard des diminutions d'alcalinité les quantités de nitrates produites pendant les mêmes périodes. Ceci nous permet de faire observer que, si la diminution de l'alcalinité est un indice certain de l'importance de l'épuration obtenue, elle ne semble pas être en proportion directe avec la nitrification.

Pendant les périodes d'analyses complètes nous avons dosé, avant et après incubation, les nitrates, nitrites et ammoniaque.

Putrescibilité. — Une méthode très simple de détermination de la putrescibilité est celle basée sur la décoloration du bleu de méthylène. Lorsque les effluents des lits bactériens ren-

Analyse des effluents des lits bactériens avant et après 7 jours d'incubation à 30°.

PÉRIODES	OXYGÈNE ABSORBÉ EN 5 MINUTES		AMMONIAQUE		NITRATES		NITRITES	
	AVANT	APRÈS	AVANT	APRÈS	AVANT	APRÈS	AVANT	APRÈS
	incubation		incubation		incubation		incubation	
Lit bactérien A.								
Du 7 au 13 Novembre 1909	1,9	3,1	2,9	1,5	20,0	17,0	1,8	2,1
— 16 au 22 Janvier 1910	2,8	3,1	5,5	4,9	10,0	9,0	0,5	2,5
— 13 au 19 Mars 1910	1,8	1,9	1,6	0,2	24,9	27,6	0,4	2,2
— 17 au 23 Juillet 1910	3,8	3,7	3,5	2,9	25,9	28,9	2,3	6,5
Moyenne	2,6	3,0	3,4	1,4	20,2	20,6	1,2	3,3
Lit bactérien B.								
Du 7 au 13 Novembre	1,9	2,6	3,9	2,2	10,4	10	2,0	2,2
— 16 au 22 Janvier	3,1	3,3	9,5	8,4	traces	0	0,4	0,9
— 13 au 19 Mars	1,9	1,8	1,9	0,5	18,6	16,0	0,6	2,4
— 17 au 23 Juillet	4,0	3,9	4,4	4,7	20,1	18,4	2,6	6,1
Moyenne	2,7	2,9	4,9	3,8	12,3	11,1	1,4	2,9
Lit bactérien N° 1.								
Du 20 au 26 Février	5,4	3,9	8,5	8,0	8,4	1,2	1,1	0
— 17 au 23 Avril	6,3	6,8	7,5	7,8	6,0	0,4	2,1	0
— 17 au 23 Juillet	4,7	4,2	2,4	1,8	23,4	21,0	3,0	1,8
Moyenne	5,5	5,0	6,1	5,9	12,6	7,5	2,2	0,6
Lit bactérien N° 2.								
Du 20 au 26 Février	5,3	4,6	10,1	9,9	12,6	1,4	1,4	0,5
— 17 au 23 Avril	6,9	6,2	7,6	7,3	7,7	1,5	3,4	0
— 17 au 23 Juillet	6,6	5,4	5,2	6,0	16,1	5,8	2,8	2,9
Moyenne	6,3	5,4	7,6	7,8	12,1	2,8	2,3	1,1
Lit bactérien N° 3.								
Du 20 au 26 Février	2,6	2,3	3,5	2,4	20,0	17,6	3,0	6,1
— 17 au 23 Avril	3,7	3,1	5,2	4,7	7,4	7,6	2,2	2,4
— 17 au 23 Juillet	4,5	3,7	6,9	6,8	6,4	5,5	0,8	1,9
Moyenne	3,6	3,0	5,2	4,6	11,3	9,5	2,0	3,4
Lit bactérien N° 6.								
Du 20 au 26 Février	6,4	8,2	12,5	12,4	1,7	1,1	0,2	0
— 17 au 23 Avril	7,1	8,4	9,0	5,4	0	0	1,9	0
— 17 au 23 Juillet	6,2	4,7	6,2	6,7	14,5	4,1	2,4	6,7
Moyenne	6,6	7,1	9,2	8,2	5,4	1,7	1,5	2,2

ferment une quantité de matières organiques supérieure à
celle qui peut être oxydée par l'oxygène utilisable contenu
dans l'eau sous forme d'oxygène libre, de nitrates et de
nitrites, il se produit au bout d'un temps variable des actions
de réduction qui amènent la décoloration du bleu de méthylène.

Aux États-Unis, où cette méthode est très employée, on
expose les eaux, colorées en bleu, contenues dans des flacons
bouchés à l'émeri, à l'étuve à 30 degrés, et on note s'il y a
décoloration au bout de 24 heures. Dans le tableau ci-dessous
nous avons donné dans la colonne R le rapport du nombre
des échantillons décolorés en 24 heures au nombre total des
échantillons examinés :

Putrescibilité (essai au bleu de méthylène).

	Lit n° 1.		Lit n° 2.		Lit n° 3.		Lit n° 6.	
Dates.	C	R	C	R	C	R	C	R
Février 1910. .	2,3	5/28	3,4	4/28	0	0/28	5,0	16/28
Mars 1910 . . .	2,7	2/23	1,7	0/23	0	0/23	5,9	4/23
Avril 1910 . . .	2,4	2,25	2,7	1/25	0,4	0/25	5,8	8/15
Mai 1910. . . .	5,2	1/11	0,7	0/51	2,7	2/51	0	0/16
Juin 1910 . . .	0	0/18	0	0/24	1,8	5/24	0	0/24

Mais il arrive fréquemment que des effluents sont décolorés
au bout d'un temps plus long; il peut être admis cependant
qu'au bout de 7 jours on n'observe plus de décoloration. Nous
avons calculé un coefficient établi de la façon suivante : nous
avons attribué le nombre 7 aux échantillons décolorés en
1 jour, 6 en 2 jours, etc., 1 à ceux décolorés en 7 jours, 0 à
ceux non décolorés après 7 jours. Les moyennes des nombres
ainsi obtenus sont données dans la colonne C du tableau. Le
nombre moyen de jours nécessaire pour observer la décoloration sera obtenu par la soustraction $7 - n$, n étant le nombre
porté au tableau.

On voit facilement que ce coefficient permet bien de se
rendre compte des résultats d'épuration obtenus. Mais cette
connaissance sera intéressante seulement pour les effluents
qui sont peu ou pas dilués immédiatement après leur évacuation; au contraire lorsque la dilution est déjà assez importante le rapport R est très suffisant.

Des expériences effectuées pendant l'année 1909-1910, nous

pouvons tirer certaines indications sur l'épuration biologique des eaux d'égout.

Les *fosses septiques* de la Madeleine jouent le rôle pour lequel elles ont été construites : elles assurent la décantation des matières en suspension et la solubilisation de la partie organique aisément putrescible de ces matières, ce qui rend leur maniement presque inoffensif, car les boues dégagent très peu d'odeurs au moment de leur extraction des fosses et elles se sèchent beaucoup plus rapidement que les boues fraîches lorsqu'elles sont déposées sur un sol perméable.

Cependant, bien que la décantation soit aussi parfaite qu'on puisse l'obtenir pratiquement, nous pensons qu'il sera toujours avantageux d'interposer entre les fosses septiques et les lits bactériens une fosse de décantation, type Dortmund comme celle construite au Mont-Mesly(¹), ou un système de dégrossissage tel que celui de Puech-Chabal, ce qui évitera non seulement le colmatage des lits bactériens à plus ou moins longue échéance, mais encore l'obstruction des orifices des appareils de répartition de l'effluent à la surface des lits bactériens.

Lit ancien. — Comme nous l'avons dit plus haut, ce lit était composé uniquement de scories. Malgré le criblage auquel ces scories ont été soumises lors de la construction des lits, on a constaté un effritement très notable de celles-ci, non seulement dans la partie superficielle du lit, mais dans toute sa masse. Ces scories proviennent des foyers des générateurs des usines de Lille et des environs; elles représentent les résidus de charbons de qualité inférieure qui n'ont pas été portés à une température suffisante pour être vitrifiés; aussi sont-elles très friables. Nous sommes persuadés que les frais supplémentaires d'achat de scories plus résistantes, scories de hauts fourneaux ou de verreries, seraient compensés et au delà par la durée de ces matériaux sans exiger de remaniements.

Cet effritement des scories nous a obligé à plusieurs reprises à faire procéder au piochage du lit pour éviter la formation de voies (ou *renards*) permettant un passage trop

(¹) Voir pages 52 et 56.

rapide des eaux au travers du lit. Quoi qu'il en soit, malgré cette défectuosité, dont nous connaissons la cause et le remède, les résultats d'épuration ont été presque constamment excellents.

Lits A et B. — Depuis décembre 1908, date de leur mise en fonctionnement, les matériaux des lits n'ont subi aucun remaniement. Les drains pour la répartition des eaux à la surface du lit B ont été seulement remplacés par des tubes en fonte perforée.

Nous avions en effet remarqué que la répartition au moyen des drains est très difficile à réaliser et, par suite, les résultats d'épuration sont toujours moins parfaits que, lorsqu'on emploie les tubes en fonte perforée. Nous pensons que chaque fois qu'on pourra disposer d'une pression suffisante, qui nous fait défaut à la Madeleine, on aura avantage à garnir les orifices de ces tubes avec des ajutages permettant la pulvérisation. Nous sommes aussi persuadés que l'adjonction de ces ajutages ne dispense pas de prévoir des bassins avec siphons de chasse qui règlent d'une façon automatique les périodes courtes d'arrosage. Cette méthode de travail nous semble de beaucoup préférable à celle qui consiste en longues périodes alternatives (de plusieurs heures ou même d'un jour) d'alimentation et de repos.

Lit n° 1. — Nous avons déjà indiqué les modifications que nous avons dû apporter à ce lit dès le début. Malgré cela les résultats d'épuration ont été constamment inférieurs à ceux constatés pour les lits de scories soit seules, soit mélangées de calcaire, et ne confirment pas ceux obtenus l'an dernier dans un petit appareil. Il y a donc lieu de faire des réserves prudentes sur l'emploi de la tourbe comme matériaux de construction des lits bactériens.

Lit n° 2. — L'effluent de ce lit composé de briques cassées et de morceaux de calcaire n'a pas été épuré d'une façon aussi parfaite que celui d'un lit de scories ou même d'un lit à tourbe; cependant l'épuration est suffisante lorsque les circonstances locales n'exigent pas le rejet d'un effluent de très grande pureté. Ce résultat est intéressant, car il permet l'emploi de briques ou de pierres ayant à peu près la même porosité pour la construction des lits bactériens dans les **contrées** éloignées des lieux de production de scories utilisables ou de pouzzolanes ou scories volcaniques.

Lit n° 3. — C'est le lit ancien conservé et dont nous avons parlé plus haut.

Lit n° 6. — Le lit de cellules de briques remplies de tourbe et calcaire ne nous a pas donné les résultats que nous en attendions. Uniquement formé de cellules au début, il laissait échapper les eaux si rapidement que l'épuration était très faible. Actuellement les cellules subsistent sur 1 mètre de hauteur et sont recouvertes d'une couche de scories de $0^m,40$. Cette dernière modification a amélioré les résultats, mais sans que le degré d'épuration puisse égaler celui obtenu dans le lit de briques et calcaire.

En résumé, actuellement, d'après le degré d'efficacité des matériaux pour épurer les eaux d'égout, le système de répartition des eaux à la surface des lits étant le même, nous pouvons établir l'ordre suivant :

1. Lits bactériens de scories et calcaire.
2.   —   scories.
3.   —   tourbe et calcaire.
4.   —   briques et calcaire.
5   —   cellules de briques avec tourbe et calcaire.

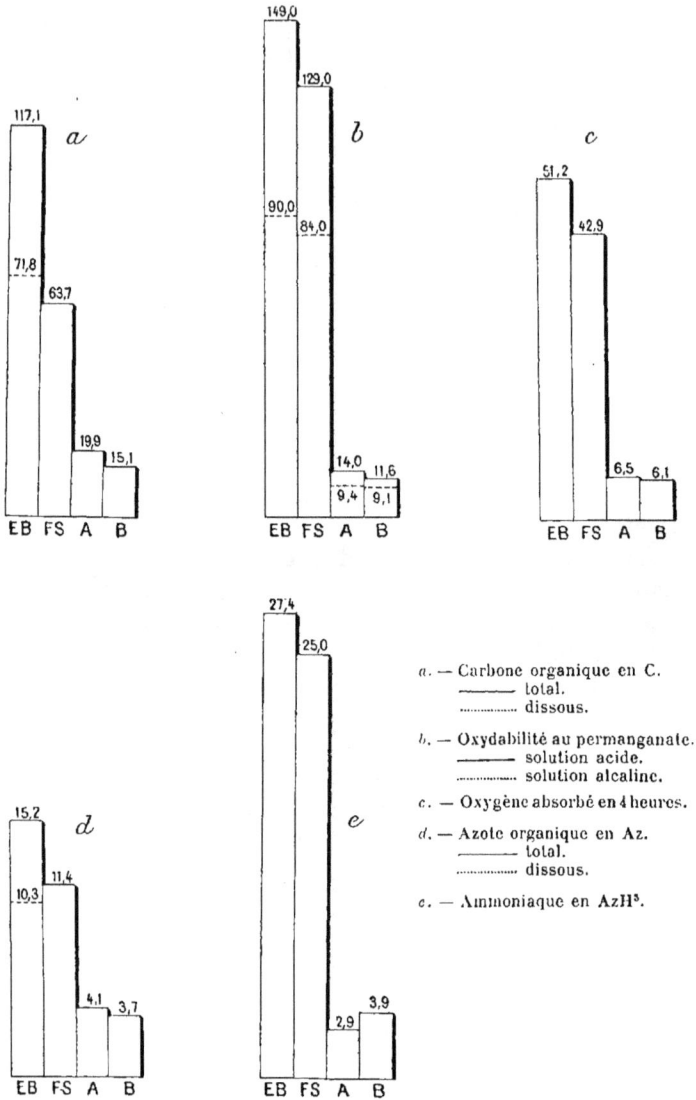

Graphique n° 5. — Analyses du 7 au 13 novembre 1909.

EB. Eau brute. — FS. Effluent des fosses septiques. — A. Effluent des lits bactériens A.
,B. Effluent des lits bactériens B.

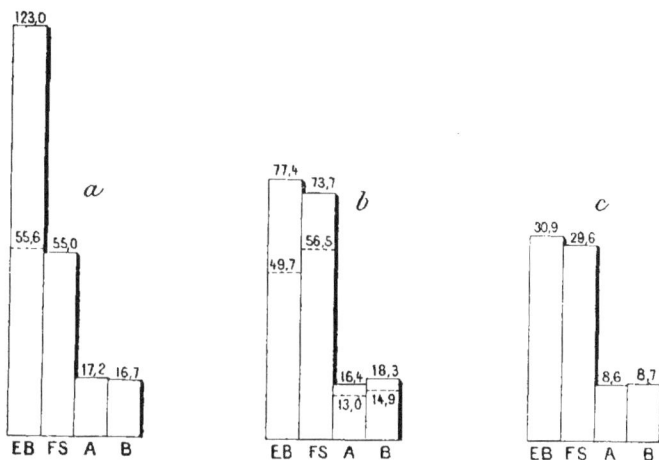

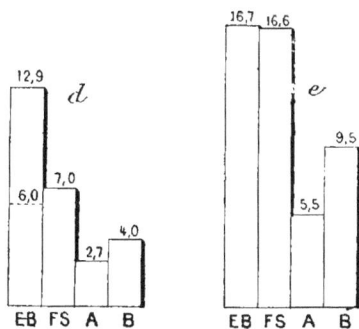

a. — Carbone organique en C.
———— total
·············· dissous.

b. — Oxydabilité au permanganate.
———— solution acide.
·············· solution alcaline.

c. — Oxygène absorbé en 24 heures.

d. — Azote organique en Az.
———— total.
·············· dissous.

e. — Ammoniaque en AzH³.

Graphique n° 6. — Analyses du 16 au 22 janvier 1910.

EB. Eau brute. — FS. Effluent des fosses septiques. — A. Effluent des lits bactériens A.
B. Effluent des lits bactériens B.

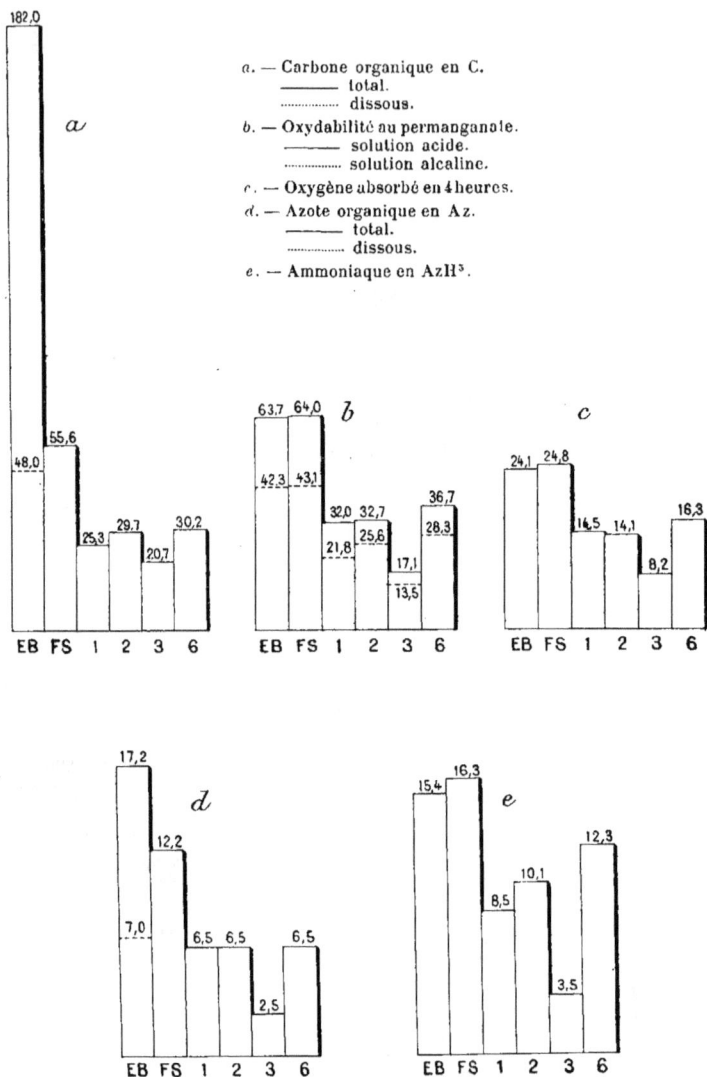

a. — Carbone organique en C.
———— total.
.... dissous.
b. — Oxydabilité au permanganate.
———— solution acide.
.... solution alcaline.
c. — Oxygène absorbé en 4 heures.
d. — Azote organique en Az.
———— total.
.... dissous.
e. — Ammoniaque en AzH³.

Graphique n° 7. — Analyses du 20 au 26 février 1910.

EB. Eau brute. — FS. Effluent des fosses septiques. — 1. Effluent des lits bactériens n° 1.
2. Effluent des lits bactériens n° 2. — 3. Effluent des lits bactériens n° 3. — 6. Effluents des
lits bactériens n° 6.

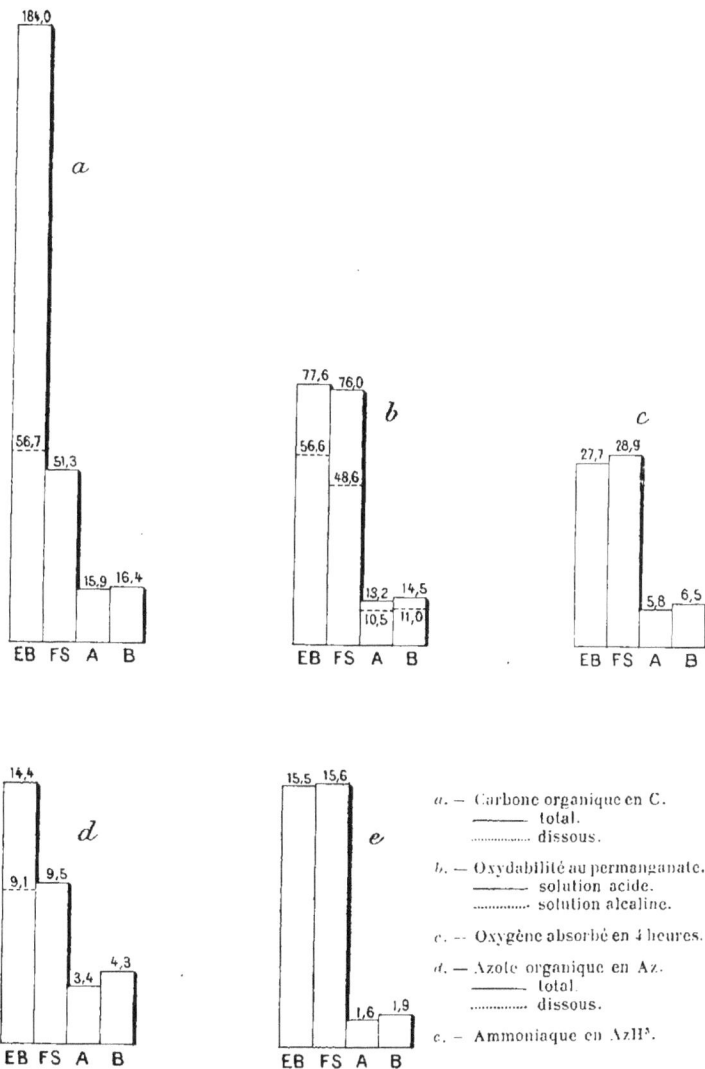

Graphique n° 8. — Analyses du 15 au 19 mars 1910.

EB. Eau brute. --- FS. Effluent des fosses septiques. — A. Effluent des lits bactériens A. — B. Effluent des lits bactériens B.

a. — Carbone organique en C.
——— total.
.... dissous.
b. — Oxydabilité au permanganate.
——— solution acide.
.... solution alcaline.
c. — Oxygène absorbé en 4 heures.
d. — Azote organique en Az.
——— total.
.... dissous.
e. — Ammoniaque en AzH³.

a

260

142

73,9

31,1 32,3 25,1 35,1

EB FS 1 2 3 6

b

118,9

104,3

73,1

66,3

37,1 42,4
28,6 30,4 45,5
22,6 33,0
18,8

EB FS 1 2 3 6

c

42,7

38,3

16,9 19,4 19,5
10,5

EB FS 1 2 3 6

d

18,4

7,5 8,1
6,1 6,3 5,1 6,4

EB FS 1 2 3 6

e

24,3

23,5

7,5 7,6 9,0
5,2

EB FS 1 2 3 6

EB. — Eau brute.
FS. — Effluent des fosses septiques.
1. — Effluent des lits bactériens n° 1.
2. —   —   —   n° 2.
3. —   —   —   n° 3.
6. —   —   —   n° 6.

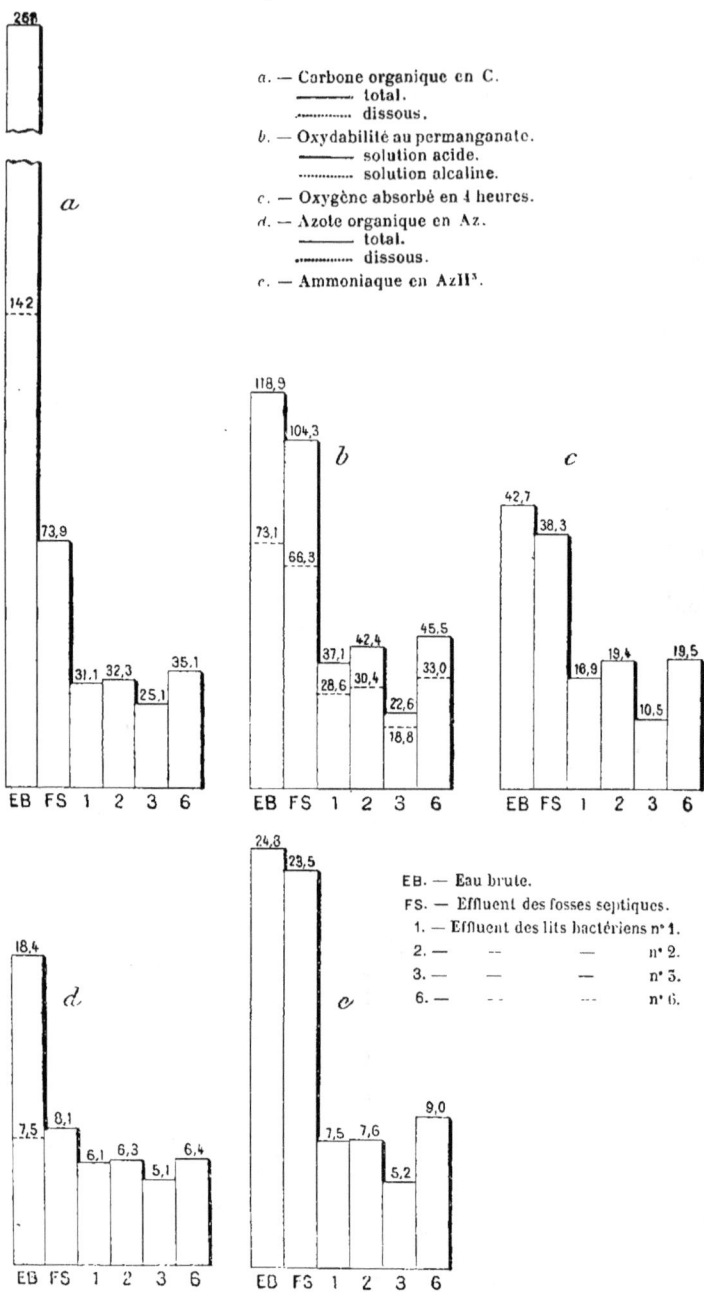

Graphique n° 9. — Analyse du 17 au 23 avril 1910.

a. — Carbone organique en C.
——— total.
·············· dissous.
b. — Oxydabilité au permanganate.
——— solution acide.
·············· solution alcaline.
c. — Oxygène absorbé en 4 heures.
d. — Azote organique en Az.
——— total.
·············· dissous.
e. — Ammoniaque en Az H³.

EB. — Eau brute.
FS. — Effluent des fosses septiques.
A. — Effluent des lits bactériens A.
B. — —— — B.
1. — —— — n° 1
2. — —— — n° 2.
3. — · — n° 3.
6. — · — n° 6.

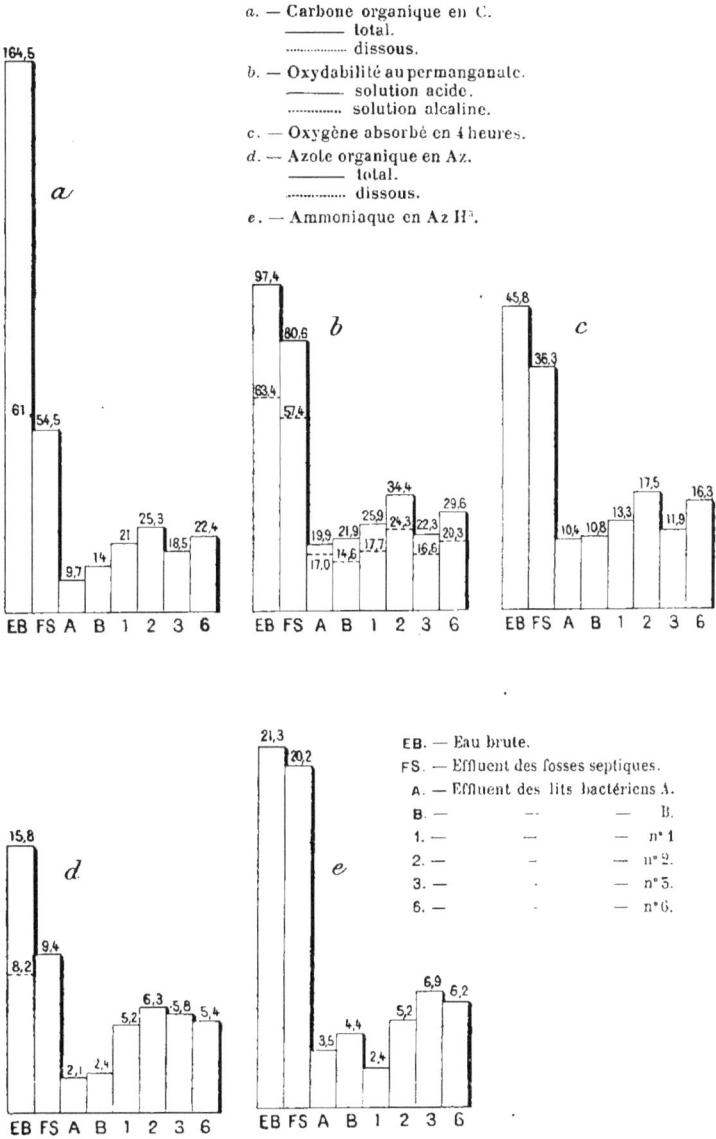

Graphique n° 10. — Analyse du 16 au 22 juillet 1910.

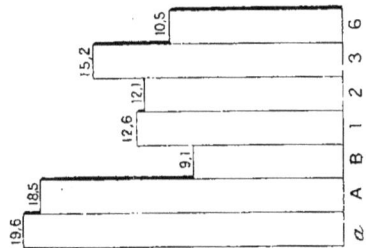

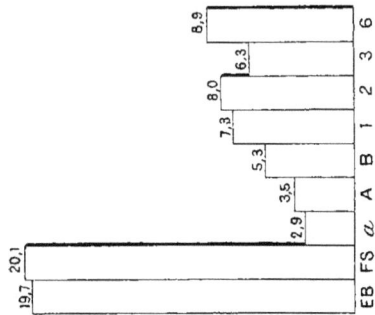

Nitrates.

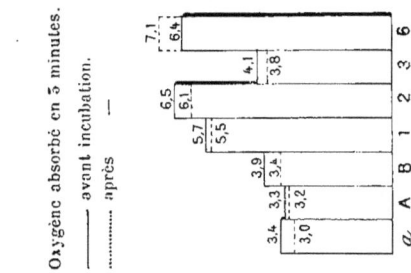

Ammoniaque.

Oxygène absorbé en 5 minutes.
—— avant incubation.
.... après —

Oxygène absorbé en 4 heures.

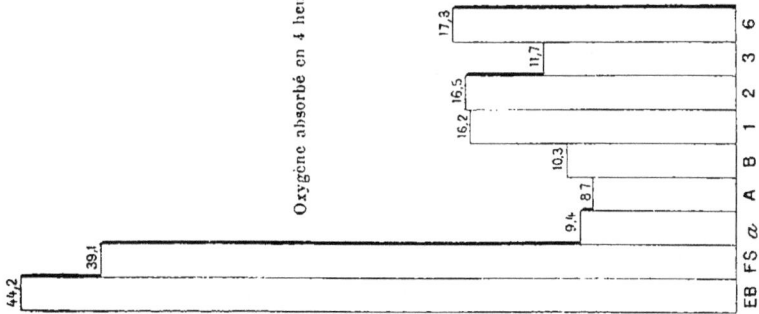

Graphique n° 11. — Moyennes annuelles.

CHAPITRE III

ASSAINISSEMENT DES COURS D'EAU

Nous avons à plusieurs reprises montré qu'il est indispensable que les installations d'épuration d'eaux d'égout et d'eaux résiduaires industrielles soient soumises à un contrôle. Pour faciliter ce contrôle, certaines autorités anglaises ont cru utile de donner des règles fixes indiquant les quantités maxima de certains composés qui peuvent être tolérées dans un effluent au moment de son déversement dans le cours d'eau.

Nous ne saurions trop nous élever contre l'adoption de ces règles fixes, car si l'on doit désirer que l'épuration soit poussée le plus loin possible, il n'est pas toujours indispensable qu'elle soit parfaite pour éviter la pollution des cours d'eau. On évitera ainsi des dépenses hors de proportion avec le but à atteindre.

Déjà, dans son rapport de 1901, la Commission royale anglaise émettait l'opinion suivante : « Nous considérons qu'il est de la plus haute importance d'employer les moyens les plus simples pour protéger d'une façon efficace les cours d'eau, et nous pensons de plus qu'il sera désirable, probablement pour quelque temps encore, que des expériences scientifiques soient entreprises afin de déterminer les dangers réels contre lesquels les rivières doivent être protégées. Dans l'état actuel de nos connaissances, spécialement en bactériologie, il est difficile d'estimer ces dangers avec quelque sûreté, et il semble qu'ils sont souvent exagérés ou diminués suivant les préventions de ceux qui ont à les examiner. Une autorité, guidée par des considérations médicales, peut naturellement être disposée à exiger une pureté qui n'est pas nécessaire, tandis qu'une autre autorité, qui n'envisage que l'économie, peut se refuser à prendre les précautions essentielles. »

Depuis, dans son cinquième rapport, la Commission royale anglaise a reconnu que le taux de purification des eaux d'égout à exiger pour une agglomération ou pour une industrie doit être fixé suivant les circonstances locales, telles que la situation géographique, le rapport du volume de l'effluent au débit de la rivière qui le reçoit, etc....

Les dommages que peut causer le déversement d'un effluent d'eau d'égout insuffisamment épuré ont été résumés par J.-T. Thompson :

1° Diminution de l'aération de l'eau de la rivière ;

2° Introduction d'une substance toxique pour les poissons ou pour les êtres vivants buvant cette eau ;

3° Déversement de matières en suspension plus ou moins putrescibles, pouvant s'accumuler dans le lit ou sur les bords de la rivière et causer des nuisances ;

4° Déversement de bactéries d'origine intestinale, dont certaines peuvent faire naître des épidémies.

L'importance de ces dommages est différente si l'eau de la rivière dans laquelle est déversé l'effluent est ou non utilisée pour l'alimentation et les usages domestiques. Les trois premiers rendent impossible la vie aux poissons et dans certains cas le troisième cause une nuisance très désagréable pour les riverains par suite du dégagement de gaz à odeur nauséabonde.

Le quatrième dommage a une grande importance car, si les villes populeuses qui puisent l'eau potable dans les rivières peuvent inscrire à leur budget les sommes nécessitées par la stérilisation des eaux qu'elles distribuent aux habitants, il n'en est pas de même pour les petites agglomérations et pour les riverains.

Cependant il ne faut pas exagérer les devoirs des municipalités, et si l'on admet que la souillure d'une rivière est le fait des villes ou des industries, on ne peut exiger de celles-ci qu'elles rendent à la rivière une eau plus pure que celle qu'elles peuvent y puiser.

Les effluents épurés doivent être examinés à deux points de

vue : la putrescibilité et la teneur en matières en suspension.

La détermination directe de la *putrescibilité* exige un assez long délai : on peut réduire le temps d'observation par l'addition de bleu de méthylène, comme nous l'avons indiqué plus haut, et connaître ainsi la stabilité de l'effluent, du moins sa stabilité relative, c'est-à-dire sa résistance à la putréfaction. Il reste à trouver une méthode rapide et simple permettant de déterminer la quantité d'oxygène nécessaire à la minéralisation de la matière organique, car nos méthodes actuelles sont assez délicates et demandent l'intervention d'un chimiste ayant une grande pratique de ces analyses.

Aussi Thresh a proposé de déterminer la stabilité d'un effluent par deux épreuves. Il estime d'abord ce qu'il appelle le *trouble relatif* en versant l'effluent bien agité dans un cylindre gradué posé sur un disque blanc marqué de carrés noirs jusqu'à ce qu'il soit impossible de distinguer ces carrés. La hauteur de liquide ne doit pas excéder 100 millimètres. Si on divise 1000 par le nombre de millimètres on a le trouble relatif : ainsi pour une hauteur de liquide de 125 millimètres le trouble relatif sera 8, pour une hauteur de 80 millimètres il sera de 12,5.

L'autre épreuve est la détermination de l'*oxygénation relative* : c'est la comparaison de la quantité d'oxygène contenu dans l'effluent avec la quantité d'oxygène contenu dans ce même effluent vigoureusement agité, qui est admise comme égale à 10. On remplit donc exactement deux flacons de 150 centimètres cubes, l'un avec l'effluent, l'autre avec l'effluent aéré. A chacun on ajoute une pastille de soude caustique et quelques centigrammes d'acide pyrogallique. On bouche soigneusement en évitant de laisser une bulle d'air dans les flacons et on agite jusqu'à dissolution des réactifs. Il se produit une coloration rouge-brun dont on compare l'intensité dans les deux flacons. Avec un peu de pratique on peut évaluer les différences; mais on obtient plus facilement ce résultat en comparant avec des solutions de caramel dont les colorations sont, l'une égale à celle de l'effluent aéré tandis que les autres diminuent d'intensité de 10 à 1. Lorsque la coloration est au-dessous de 5, on peut considérer l'effluent comme mal épuré. Il est entendu que les effluents doivent être prélevés peu de temps avant cet essai.

L'auteur ajoute que cette méthode n'a pas la prétention de remplacer les méthodes chimiques donnant des résultats plus précis ; mais la pratique qu'il en a lui permet d'affirmer qu'elle peut donner d'utiles indications pour la conduite d'une installation d'épuration d'eaux d'égout.

La détermination de la quantité de *matières en suspension* est très délicate, car si un repos de quelques heures permet souvent de les séparer, lorsque l'effluent est insuffisamment épuré, après 24 ou 48 heures, les matières colloïdales se déposent, ce qui en augmente la teneur. Thompson propose de les déterminer par différence entre l'extrait de 250 centimètres cubes d'effluent et celui d'un même volume filtré sur un tampon lâche de coton de verre, qui ne retient pas les matières colloïdales comme le fait le papier.

La quantité de ces matières peut être très importante lorsqu'il s'agit d'une grande ville, ainsi à *Leeds* 10 milligrammes par litre d'effluent représentait un déversement de 760 kilogrammes par jour dans la rivière, d'où envasement du lit et dragage indispensable s'il y a de la navigation. De plus, ces matières en suspension sont quelquefois putrescibles ; aussi est-il nécessaire de les retenir autant que possible. Nous verrons plus loin le dispositif adopté pour cela à la station du *Mont Mesly* (Département de la Seine).

Dans un cinquième rapport, la Commission royale anglaise a proposé la création d'une autorité chargée d'établir la nature des déterminations analytiques, mais en laissant aux conseils municipaux et aux conseils de surveillance des cours d'eau, le soin de fixer les types d'épuration suivant les circonstances locales. Comme le fait remarquer Thompson, il est probable que les membres de ces conseils n'ayant pas de connaissances suffisantes en épuration d'eaux d'égout et en hygiène, s'en rapporteront à un fonctionnaire qui pourra être un médecin, un ingénieur ou un chimiste, ce qui entraînera une grave responsabilité que ce fonctionnaire acceptera difficilement.

Il serait plus désirable que l'Autorité centrale détermine non seulement les méthodes, mais fixe les *types* qui doivent être obtenus dans les différentes parties des cours d'eau, car cette « Autorité » aura une meilleure expérience et sera au courant des derniers développements du problème de l'épuration des eaux d'égout. En même temps elle pourra être consultée par les communes trop petites pour appointer un homme capable de conduire l'épuration de leurs eaux d'égout. Autrement le Conseil de surveillance des rivières condamnera la commune, laissant celle-ci résoudre les difficultés comme elle le pourra et alors elle suivra le plus souvent les conseils d'un industriel, ce qui pourra entraîner à des dépenses inutiles.

Effet des effluents dans les cours d'eau. — G. J. Fowler a développé sur ce sujet certaines considérations que nous croyons intéressant de résumer.

De même que, pendant la période pendant laquelle, avec la précipitation chimique, on ne s'occupait que de la clarification obtenue et non de la composition chimique du liquide clarifié, de même pendant les six dernières années tous les efforts ont été dirigés vers la minéralisation de la matière organique dissoute, avec production de nitrates, sans considérer beaucoup les possibilités de réabsorption de ces produits dans le cycle de la vie organique. Lorsque le traitement est terminé par l'irrigation terrienne, ces composés minéraux sont ordinairement absorbés.

Dans la majorité des cas, les effluents non putrescibles sont rejetés à la rivière sans autre traitement. Lorsqu'il y a une grande dilution, il ne se produit aucun mauvais effet, même si l'épuration n'a pas été complète. Dans d'autres cas, assez nombreux, les effluents, satisfaisants comme minéralisation de la matière organique et par conséquent imputrescibles, sont cependant capables de favoriser le développement d'une quantité considérable d'organismes vivants qui, par suite, peuvent se décomposer et produire une nuisance. La matière minéralisée est de fait rentrée dans le cycle organique.

Un exemple classique à ce sujet est celui de Belfast, où les recherches du Dr Letts ont montré qu'une espèce d'algue est capable d'absorber l'azote, non seulement de l'eau d'égout brute, mais encore de l'ammoniaque et des nitrates des effluents des lits bactériens. La décomposition de ces algues est cause d'une nuisance très sérieuse par suite de la production d'hydrogène sulfuré.

Les champignons peuvent être un indice sensible de pollution et même ces différences entre les causes de pollutions sont déterminées par le caractère des cultures. Il y a des années cela a été signalé par Santo Crimp et remarqué surtout dans les irrigations terriennes ; l'effluent de l'irrigation terrienne doit à Birmingham, d'après Watson, être passé par des grilles pour retenir ces filaments avant d'être rejeté à la rivière.

On peut enrayer temporairement ces cultures par la stérilisation, mais c'est un procédé coûteux et qui peut être dangereux pour les poissons s'il est employé sans soins. D'un autre côté on sait que beaucoup de cultures de champignons servent d'habitat pour les larves, les petits vers et de nombreuses formes de crustacés. Le développement de larves de moustiques est à considérer sérieusement; cependant ces larves servent à la nourriture des poissons et, aux champs d'épandage de Berlin, on a établi de grands étangs dans lesquels les carpes et autres poissons atteignent de fortes dimensions.

Il est maintenant reconnu qu'il est nécessaire de prévoir, après les lits bactériens, des bassins de décantation pour retenir les matières en suspension entraînées; il serait intéressant de considérer si ces bassins ne peuvent pas être agrandis sous forme d'aquariums dans lesquels on cultiverait des plantes d'eau pour maintenir la provision d'oxygène dissous. Des essais ont été faits en ce sens à Hofer et on a donné le poids des poissons obtenus. Les études de Marsson ont montré que lorsque l'effluent a été suffisamment épuré pour permettre la vie des petits crustacés, il y a une nourriture suffisante pour le poisson.

Il est possible, comme l'a signalé James Crichton Browne, qu'il résulte une considérable diminution du nombre des bactéries par le repos, comme l'a montré le Dr Houston pour les eaux potables. Le coût de cette retenue pourrait être compensé par la vente du poisson et on aurait ainsi réalisé le cycle complet de la matière organique, dangereuse d'abord, puis minéralisée et enfin revenant à la forme vivante, au lieu que, actuellement l'effluent passe dans la rivière avec toutes les contingences qui peuvent survenir. La suggestion d'un établissement de pisciculture alimenté par l'eau d'égout a déjà été donnée par le Dr Letts, pour éviter la nuisance due aux algues à Belfast et il y a bien des cas où sans grande difficulté on pourrait le créer. Un cas typique serait celui où la terre étant imperméable serait creusée pour obtenir un étang dans lequel une partie d'un cours d'eau pourrait être dérivé pour se mélanger à l'effluent. Une telle méthode peut être considérée comme équivalente à l'irrigation terrienne finale de l'effluent.

G. J. Fowler, Standards of purification of sewage disposal effluents (*Eng. Rec.*, 11 Déc. 1909, p. 667).

J. C. Thresh, Standards for sewage effluents (*San. Rec.*, 16 Déc. 1909, p. 569).

J. T. Thompson, Standards of purification for sewage effluents (*J. of the Royal Institute of Public Health*, Janv. 1910, p. 57).

CHAPITRE IV

LES PROGRÈS DE L'ÉPURATION BIOLOGIQUE EN FRANCE

Aidés de quelques hygiénistes convaincus comme nous des avantages que présente l'épuration biologique artificielle sur tous les autres procédés de traitement des eaux d'égout, nous faisons depuis plus de huit années les plus grands efforts pour que les villes françaises, dont l'assainissement est à l'étude, profitent de l'expérience acquise soit en Angleterre, en Allemagne et aux États-Unis, dans les nombreuses installations que comptent déjà ces trois grands pays, soit dans nos stations expérimentales.

C'est pour nous une joie de constater que ces efforts n'ont pas été vains.

Nous sommes encore très distancés surtout par nos voisins d'Outre-Manche, mais depuis deux ou trois ans nos municipalités, nos industriels, nos ingénieurs sanitaires se préoccupent activement des conséquences graves qu'entraîne la pollution des rivières et des nappes aquifères souterraines par les déversements d'eaux résiduaires non épurées.

Au commencement de cette année 1910, la Société de Médecine publique et de Génie sanitaire a pris l'initiative d'une enquête en vue de dresser la liste des villes et des établissements collectifs dotés d'un système d'épuration biologique artificielle en fonctionnement régulier. Des renseignements qui ont été ainsi recueillis et de ceux qui nous sont parvenus plus récemment, il résulte que 51 installations définitives — la plupart il est vrai de minime importance, — existent actuellement (décembre 1910). Nous donnons ci-après une description succincte de chacune d'elles.

A. — INSTALLATIONS EXPÉRIMENTALES.

1. *La Madeleine* lez Lille (Nord).
2. Jardin modèle de *Gennevilliers* à Asnières (Seine).
3. *Clichy* (Seine). Installation établie par la Société générale d'épuration et d'assainissement, directeur, M. B. Bezault.
4. Exposition d'hygiène sociale de *Tourcoing* (Nord). Abandonnée après un an de fonctionnement satisfaisant (1906).

B. — INSTALLATIONS DÉFINITIVES.

1. TOULON (Var). — Dans le troisième volume de ces recherches (pag. 171) nous avons décrit le plan d'épuration

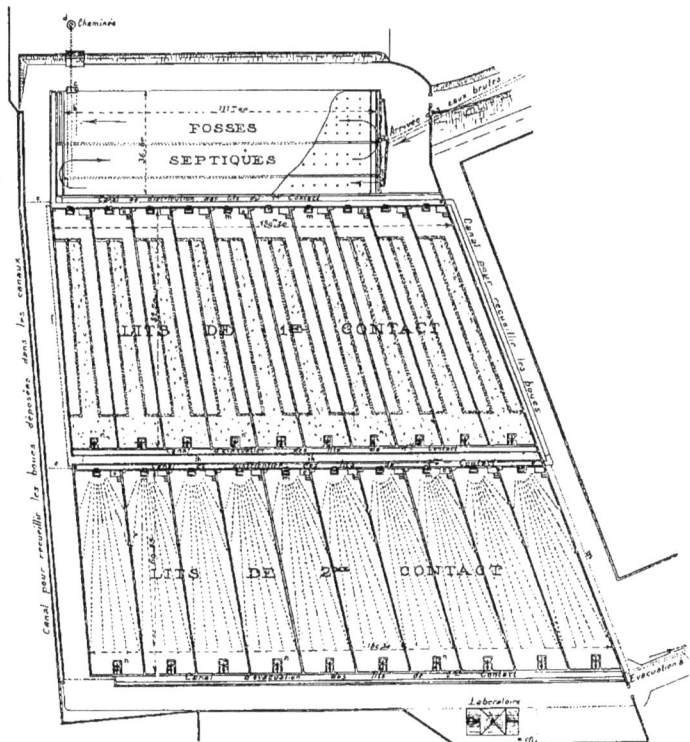

Fig. 1. — Station d'épuration des eaux d'égout de Toulon, à Lagoubran (plan).

des eaux de la ville de Toulon réalisé par MM. *Valabrègue et Maliquet*, ingénieurs à Toulon. Nous ne reviendrons pas sur l'assainissement proprement dit de la ville par système séparatif. Nous reprendrons seulement la description de la station d'épuration de Lagoubran, qui est en fonctionnement régulier depuis deux années (fig. 1 et 2).

On a estimé que le volume total des eaux usées d'une ville de 100 000 habitants peut être évalué à 11 000 mètres cubes

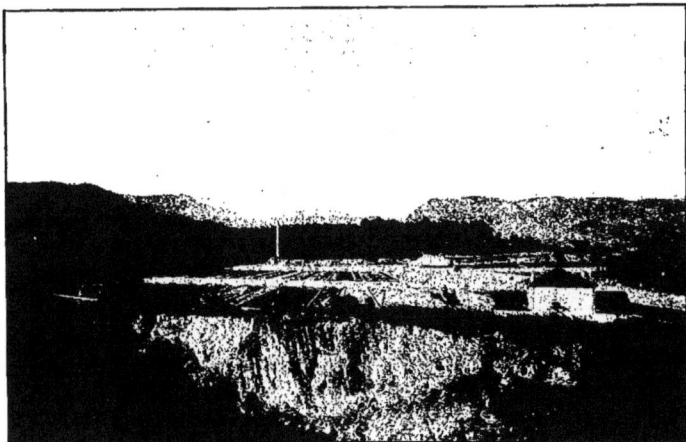

Fig. 2. — Station d'épuration des eaux d'égout de Toulon, à Lagoubran (vue générale).

par 24 heures. La capacité totale des fosses septiques et des lits bactériens de premier et de second contact a été établie pour un débit de 12 000 mètres cubes. Ce volume considérable ne représente qu'un maximum qu'on ne réalisera que dans un avenir assez lointain.

De 200 mètres cubes au début, le volume d'eau traité par 24 heures est actuellement de 4 à 6000 mètres cubes.

L'épuration biologique comprend un traitement préliminaire par fosses septiques et l'épuration proprement dite sur lits bactériens de contact (fig. 3 et 4).

Fosses septiques. — Les fosses septiques, cimentées et recouvertes d'une voûte en ciment armé, au nombre de 5, cubent respectivement 2100, 3500 et 6600 mètres cubes, soit au total 12200 mètres cubes.

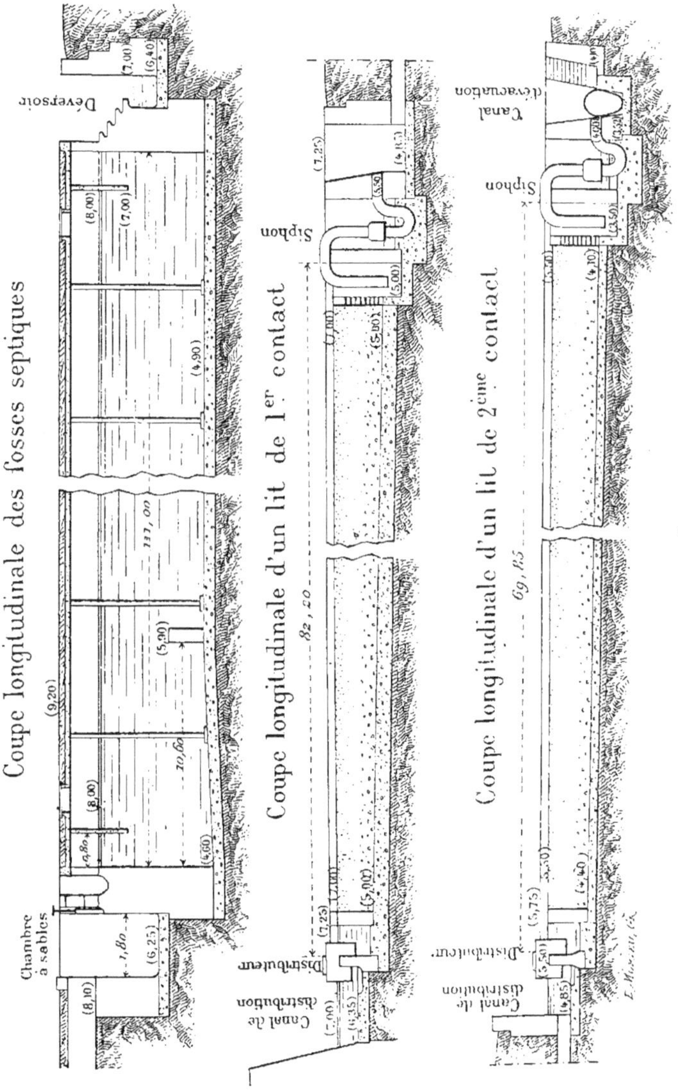

Fig. 5. — Station d'épuration des eaux d'égout de Toulon, à Lagoubran.

Les eaux résiduaires, dont le débit est réglé par la marche des pompes, arrivent d'abord dans une *chambre à sable* pour la décantation des matériaux lourds, et passent ensuite dans un canal de distribution qui borde les fosses septiques.

Au début, les 5 fosses fonctionnaient parallèlement; elles sont actuellement réunies pour n'en former qu'une. Les eaux suivent un trajet en S comme il est indiqué sur le plan par des flèches.

Dans ces fosses se trouvent des chicanes : deux de surface à l'entrée et à la sortie plongeant de 1 mètre, et, près de

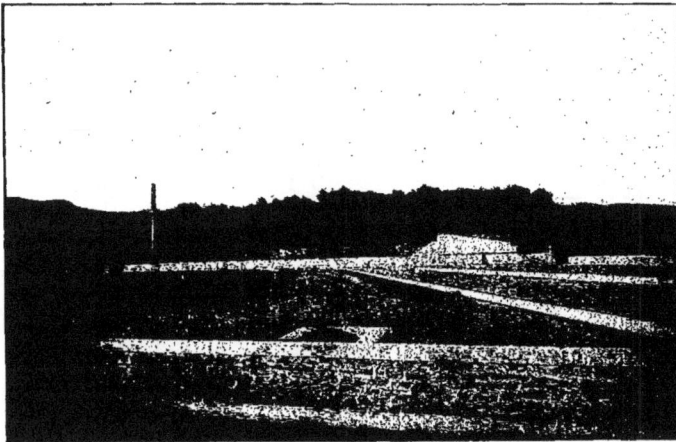

Fig. 4. — Station d'épuration des eaux d'égout de Toulon, à Lagoubran.
Lits bactériens.

l'entrée, une autre au fond s'élevant à 1 mètre. La profondeur varie de 5 m. 40 à l'entrée à 5 m. 10 à la sortie.

La durée de séjour des eaux en fosses septiques varie de 2 à 3 jours, temps beaucoup plus long que celui adopté généralement; mais dans le cas particulier il ne semble pas que l'épuration en soit moins bonne.

Les gaz provenant des fosses septiques sont recueillis par des drains au-dessous de la voûte de ces fosses, canalisés vers un brûleur et évacués par une grande cheminée.

Au sortir des fosses septiques, les eaux se déversent en cascade, sur une série de petits gradins, dans le collecteur de distribution des lits bactériens de premier contact.

Lits bactériens. — Les lits de premier contact couvrent une surface d'environ 11000 mètres carrés, ceux de deuxième contact une surface de 9700 mètres carrés. Ils ont une épaisseur moyenne de 1 m. 25 avec pente de 0 m. 30 sur la longueur. Le fond des lits est drainé par des briques mises à plat et supportant des planches en ciment armé.

Les matériaux prévus pour les lits bactériens étaient les scories; mais devant l'impossibilité matérielle de s'en procurer une quantité suffisante, le remplissage a été effectué de la façon suivante :

A partir de la surface.	Lits de 1er contact.	Lits de 2e contact.
Sable, 3 à 5 mm.	0,10	0,10
Scories.	"	0,20
Sable, 3 à 5 mm.	"	0,20
Gravette(¹), 5 à 15 mm.	0,20	0,20
» 15 à 25 mm.	0,65	0,25
» 25 à 35 mm.	0,10	0,10
Gravier.	0,20	0,20
	1,25	1,25

La distribution des eaux sur les lits bactériens et leur évacuation est effectuée par des siphons automatiques Adams. L'effluent des lits de premier contact se déverse dans un canal collecteur et est distribué de la même manière aux lits bactériens de deuxième contact (fig. 5).

L'évacuation des eaux se fait par une conduite spéciale parallèle à la Rivière Neuve, en petite rade.

Au début, la décantation des boues s'effectua normalement dans les fosses septiques; mais, après un certain temps de fonctionnement, on constata un entraînement de matières non dissoutes qui s'accumulèrent d'abord dans le collecteur de distribution, puis vinrent colmater la surface des lits bactériens de premier contact. C'est pour remédier à cet inconvénient que fut décidée la réunion des 5 fosses septiques en une seule. On fut aussi amené à établir de chaque côté de l'ensemble des lits de premier contact deux canaux pour recevoir les chasses entraînant les boues déposées dans les collecteurs. Une ou deux fois par semaine on procède ainsi au

(¹) Pierres calcaires employées dans le Midi de la France pour constituer le ballast des voies ferrées.

nettoyage des colllecteurs, opération qui dure deux heures

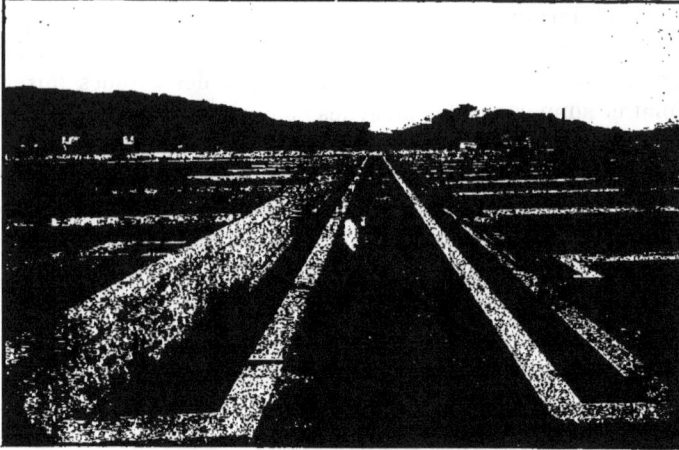

Fig. 5. — Station d'épuration des eaux d'égout de Toulon, à Lagoubran.
Lits bactériens de 1er et 2e contact.

au plus. Par le fond de ces canaux, le liquide s'infiltre

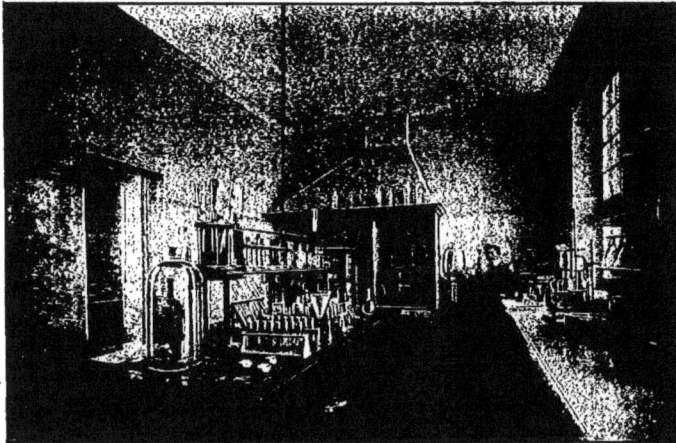

Fig. 6. — Station d'épuration des eaux d'égout de Toulon, laboratoire de Lagoubran.

dans le sol, et on peut enlever ensuite les boues à la pelle.

Malgré ces précautions, pour éviter le colmatage de la surface des lits bactériens de premier contact, on a divisé par des banquettes de sable cette surface en trois parties parallèles, comme il est indiqué au plan; la partie centrale ne reçoit jamais d'eau directement; les parties latérales sont mises en service alternativement.

Dans ces conditions, la quantité de boue déversée sur les lits est très faible et il suffit d'un piochage très superficiel, effectué même avec un rateau, pour rendre au sable toute sa perméabilité.

Les résultats d'épuration sont très satisfaisants, comme le montre le tableau des analyses effectuées par M. de Baudéan, chef du laboratoire de la station d'épuration de Lagoubran,

Toulon. (Station d'épuration de Lagoubran).
Moyennes mensuelles en milligr. par litre.

EB — En brute.
FS — Effluent des fosses septiques.
1 C — Effluent des lits bactériens, 1er contact.
2 C — Effluent des lits bactériens, 2e contact.

| | OXYGÈNE ABSORBÉ EN 4 HEURES | | | | OXYGÈNE ABSORBÉ EN 5 MINUTES | | | | AMMONIAQUE | | | | NITRATES | | POURCENTAGE D'ÉPURATION DE LA MATIÈRE ORGANIQUE D'APRÈS L'OXYGÈNE ABSORBÉ EN 4 HEURES |
| | | | | | AVANT L'INCUBATIO | | APRÈS L'INCUBATION | | | | | | | | |
	EB	FS	1C	2C	1C	2C	1C	2C	EB	FS	1C	2C	1C	2C	
1908 Octobre..	25,2	27,2	16,5	8,1	7,	2,5	»	»	15,6	15,5	59,5	52,4	6	14	»
Novembre.	20,5	19,5	10,9	6,8	4,4	2,1	»	»	58,7	57,1	51,6	28,1	5	9	
Décembre.	5,8	8,7	5,6	5,7	1,8	1,2	»	»	12,2	20,9	17,7	14,1	11	28	
1909 Janvier...	8,4	7,4	6.	5,8	1,4	1,4	»	»	21,4	17,	15,7	12,5	10	24	54
Février..	10,4	8,7	5,4	5,	1,8	1,4	»	»	51,9	24,2	19,4	14,5	11	27	71
Mars.	6,4	11,9	5,8	5,5	2,5	1,5	»	»	16,9	25,	19,7	15,	15	25	62
Avril.	13,	16,2	5,	5,7	2,5	1,2	»	»	55,1	51,9	21,5	15,2	16	55	77
Mai..	14,5	18,1	5,1	5,6	5,6	1,4	»	»	57,6	29,7	20,8	15,5	15	55	80
Juin	12,4	18,4	6,9	4,6	5,7	1,9	1,7	28.	51,2	22,5	16,8	8	51	75	
Juillet...	21,5	55,1	16,4	9,4	8,7	5,7	»	5,7	20,4	55,5	42,2	28.	5	18	74
Août.	55,1	18,9	12,8	9,5	»	5,4	»	2,7	51,8	44,	51,	26,9	5	51	80
Septembre.	9,1	17,5	11,2	6,8	4,1	2,8	»	2,5	18.	57,7	50,2	24,7	5	79	85
Octobre .	11,7	58,8	15,9	8,	6,8	5,2	»	2,6	15,7	55,5	51,1	24,	5	51	79
Novembre	15,2	58,5	9,4	6,	4,7	2,5	»	1,7	29.	57,2	59,5	51,1	18	48	80
Décembre	29,5	52,5	10,1	6,	4,2	2,5	»	1,4	57.	48,2	41,1	50,7	15	68	81
1910 Janvier..	27,6	58,5	11,7	7,2	4,8	5,1	»	1,6	55.	56,6	48.	57,5	18	59	81
Février..	59,4	52.	5,4	8,2	7,1	2,8	»	2,	62,2	66,	46,8	41,2	15	59	85
Mars.	»	42,5	16,5	8,2	8,	5,5	»	2,5	»	72,2	58,1	18,5	11	42	80
Avril.	»	41,9	17,2	7,6	8,	5.	»	2,5	»	69,8	55,1	44,4	24	51	80
Mai .	»	45,	19,8	10,1	9,7	4,4	»	4,4	»	61,9	48,6	59,2	9	48	82
Juin .	»	51,4	24,1	15,2	10,9	4,7	»	5,2	»	61,5	42,8	55,5	12	51	76

que nous remercions et félicitons vivement des observations qui ont permis de réaliser les modifications que nous venons de décrire (fig. 6).

Il y a lieu de remarquer que la pollution de l'eau croît fortement pendant le séjour en fosse septique, montrant ainsi la désintégration des matières solides qui s'y opère.

La nitrification est déjà assez importante ; il se forme aussi des nitrites en quantités variables de 0 à 3 milligrammes par litre.

LE DÉPARTEMENT DE LA SEINE ET L'ÉPURATION BACTÉRIENNE DES EAUX D'ÉGOUT

2. MONT-MESLY. — Nous avons signalé déjà dans un précédent volume (¹) la station d'épuration de Mesly-Créteil établie sur les plans de M. l'ingénieur en chef *Mahieu*, sous la haute direction de M. *Hétier*, inspecteur général des Ponts et Chaussées du département de la Seine. Nous pouvons en donner maintenant une description plus complète ainsi que le résumé des premiers résultats, grâce au rapport si documenté de M. l'ingénieur en chef *Mahieu*.

Le premier projet adopté par le Conseil général de la Seine comprenait l'épuration d'une partie des eaux d'égout d'Ivry et de Vitry. Les eaux prises à Ivry avant leur déversement en Seine devaient être refoulées à 9^{km},500, au *Mont-Mesly*, commune de *Créteil*. Le cube quotidien à traiter fut limité à 10 800 mètres cubes, dont 8400 devaient être épurés par lits bactériens de double contact et 2400 par des lits bactériens à percolation.

Les lits bactériens de contact furent transformés rapidement en lits à percolation et le cube d'eau traité doublé. Actuellement les installations sont établies pour épurer par jour 21 000 mètres cubes d'eaux d'égout (fig. 7).

1° **Bassin de dégrossissage**. — Les eaux d'égout sont amenées par un collecteur spécial établi le long de la Seine, du

(¹) *Ces recherches*, 4° volume, page 156.

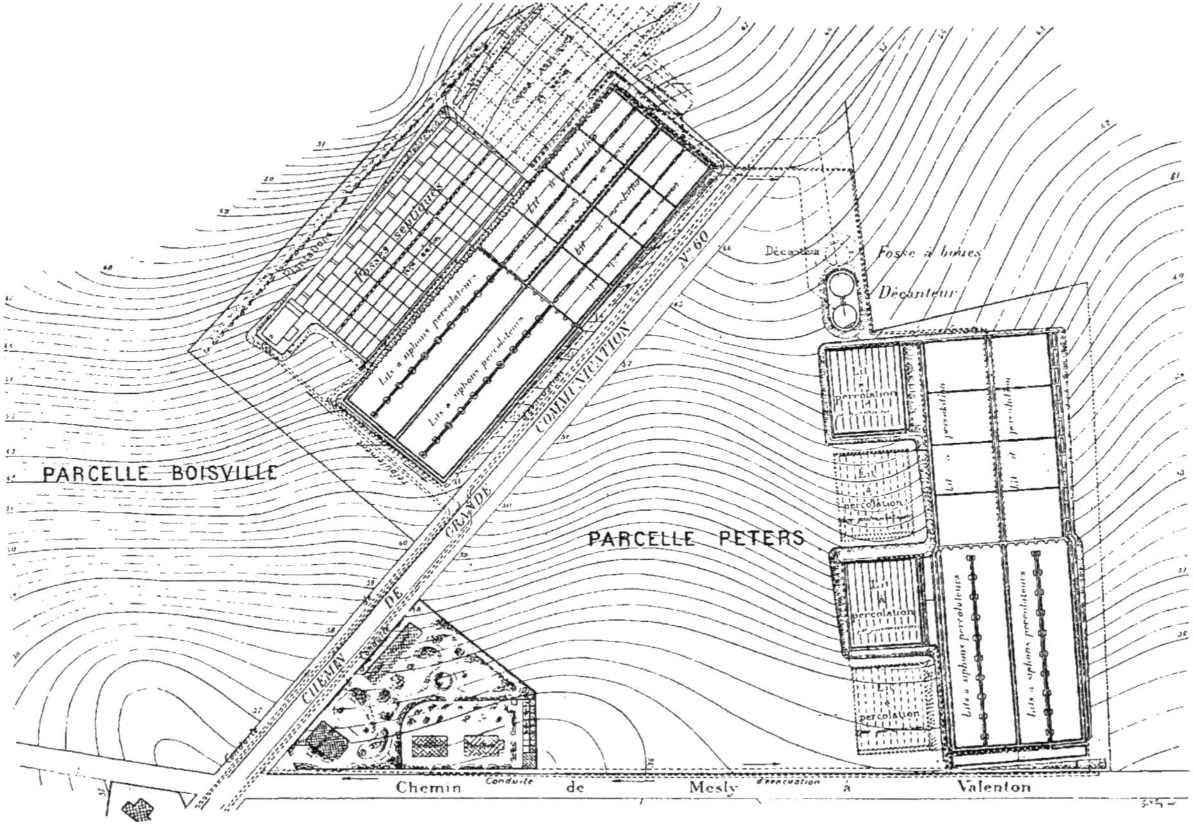

Fig. 7. — Station d'épuration biologique de Mesly-Haute, près Créteil (plan général).

pont de Conflans au pont d'Ivry. Elles sont reçues alors dans un bassin d'une capacité de 270 mètres cubes, dans lequel, par un séjour de 3/4 d'heure, elles abandonnent la majeure partie des sables et des corps lourds qu'elles charrient ; les pailles, fumiers et corps flottants sont arrêtés par des grilles.

Cette méthode de dégrossissage, identique à celle adoptée par la ville de Paris dans ses usines élévatoires, y a donné toujours les meilleurs résultats.

2° **Usine élévatoire.** — Elle comporte deux groupes de pompes électriques susceptibles de refouler chacun en pleine charge 30 000 mètres cubes par jour. Le service normal est assuré actuellement par un seul groupe, le second ne servant qu'en cas d'avarie du premier.

Les variations de débit des égouts d'Ivry et de Vitry sont les suivantes :

Minuit	106 litres par seconde.
3 heures matin	127 —
6 —	134 —
9 —	330 —
Midi	376 —
3 heures soir	338 —
6 —	338 —
9 —	141 —

La hauteur totale d'élévation des eaux, toutes pertes de charges comprises, est de 22 m. 50 quand les deux pompes d'un groupe fonctionnent en même temps à pleine charge, et de 27 mètres quand il n'y en a qu'une seule en marche.

INSTALLATIONS BACTÉRIENNES. — 1er GROUPE (fig. 8, 9 et 10).

3° **Bassin d'arrivée.** — A la sortie de la conduite de refoulement, l'eau d'égout traverse un bassin de 16 mètres de long sur 8 mètres de large et 2 mètres de profondeur utile, puis successivement par déversoir deux autres bassins, de même largeur et profondeur, de 2 mètres de longueur chacun pour tomber dans un canal de distribution aux fosses septiques, de 100 mètres de long.

4° **Fosses septiques**. — Elles sont au nombre de 11. 10 en service normal et une de remplacement, mesurant 55 mètres de long, 9 mètres de large et 4 mètres de profondeur utile. Le radier de chacune des fosses est incliné vers son axe longitudinal suivant une pente de 5 centimètres par mètre, où se trouve une rigole à double pente aboutissant au centre de la fosse à une bonde de fond pour l'évacuation des boues. On a

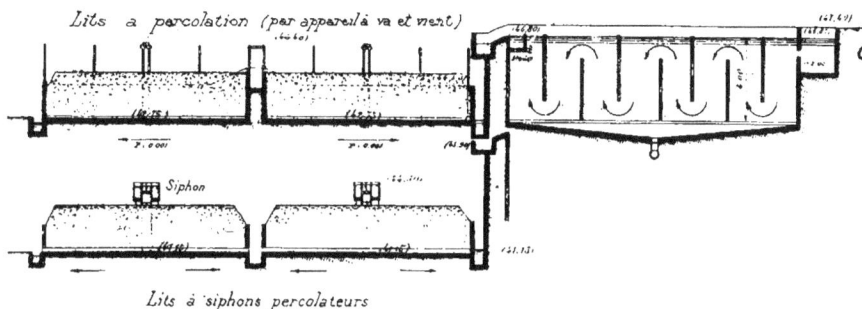

Lits à siphons percolateurs

Fig. 8. — Station du Mont-Mesly, 1ᵉʳ groupe (coupe).

disposé, dans le sens de la longueur de la fosse, 7, chicanes, dont 4 allant du niveau de l'eau à 1 mètre au-dessus du radier, les autres allant du fond à 1 mètre de la surface.

L'effluent des fosses septiques s'étale d'abord en lame mince, pour permettre le dégagement des gaz dissous, puis tombe dans le canal de distribution aux lits bactériens.

Le bassin d'arrivée, les fosses septiques et les canaux de distribution sont construits en béton de ciment armé.

Une passerelle centrale en ciment armé réunit les fosses et permet de manœuvrer les bondes de fond. Elle assure aussi la manœuvre de vannettes placées dans les cloisons qui séparent ces différentes fosses et qui sont destinées à faire passer l'eau de l'une dans l'autre. Cette disposition permet, au cas où une fosse aurait été vidée complètement, d'assurer son réensemencement en bactéries par un prélèvement dans la fosse voisine et, par suite, de hâter la période où elle sera de nouveau susceptible d'être utilisée.

5° **Lits bactériens à siphons**. — Ces lits couvrent une surface de 8400 mètres carrés divisée en 4 groupes de 2100 mètres carrés chacun, ils sont alimentés par l'effluent de 8 fosses septiques.

Ces lits ont 84 mètres de long sur 25 mètres de large.

Le radier comporte une double pente de 0,01 par mètre partant de l'axe longitudinal et aboutissant aux murs latéraux qui s'élèvent à la moitié de la hauteur du lit qui est de 2 mètres. Le drainage du fond est obtenu par des demi-cylindres placés jointivement les uns à côté des autres par rangées parallèles espacées de 0,02 au moyen de taquets spéciaux. Sur ce drainage sont placées des couches de mâchefer soigneusement criblé, d'abord en morceaux de 7 à 8 centimètres, puis du tout-venant de 2 à 4 centimètres et enfin une couche de 0m,30 de morceaux de 1 à 2 centimètres.

Sur l'axe longitudinal sont disposés, accolés l'un à l'autre, et chaque groupe formant le centre d'une tranchée de 8m,40 de large, 20 bassins munis de siphons de chasse automatiques Geneste et Herscher. Chaque siphon aboutit à un conduit longitudinal placé au-dessous du bassin. Ce conduit est percé de trous d'où partent des files de drains en poterie placés à la surface du lit, perpendiculaire à son axe, jusqu'à l'extrémité des talus longitudinaux.

La capacité des bassins de chasse étant faible, 1 mètre cube, l'eau ne pouvait parvenir jusqu'à l'extrémité des files de drains, et pour obtenir ce résultat, il a fallu n'utiliser que 8 files de drains sur 16 qui correspondent à chaque bassin. Il a été aussi reconnu nécessaire de donner aux files de drains et par suite à la surface supérieure du lit, une déclivité générale de 0m,01 par mètre environ dans le sens de sa plus petite largeur. A l'entrée des files de drains des vannettes ont été disposées permettant d'en utiliser la moitié un jour, et l'autre le lendemain.

Les siphons sont réglés de façon que le remplissage des bassins s'effectue en un quart d'heure environ et la vidange en une minute.

6° **Décanteur**. — Entre le déversoir des fosses septiques et les lits à pulvérisateurs on a interposé un bassin de décantation que l'eau traverse en trois heures environ, en abandonnant les matières en suspension qui viendraient boucher les orifices de pulvérisation.

Le décanteur est constitué par une cuve en béton armé de 10 mètres de diamètre et de 5 mètres de hauteur. Cette cuve se prolonge par une autre en forme de tronc de cône de 4^m,70 de hauteur et dont le fond est constitué par un cercle de

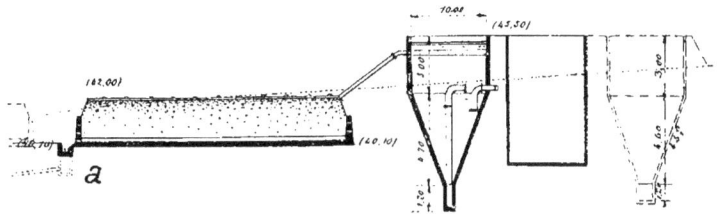

Fig. 9. — Station du Mont-Mesly, 1er groupe, décanteur et lit bactérien (coupe).

0^m,80 de diamètre intérieur. A son tour, ce tronc de cône se termine par un puisard cylindrique de 1^m,20 de profondeur. La capacité du décanteur est de 500 mètres cubes environ.

Le tuyau d'amenée des eaux des fosses septiques débouche vers le bas au-dessous du fond de la cuve supérieure et le long des flancs du tronc du cône. De cette façon, l'eau a une ten-

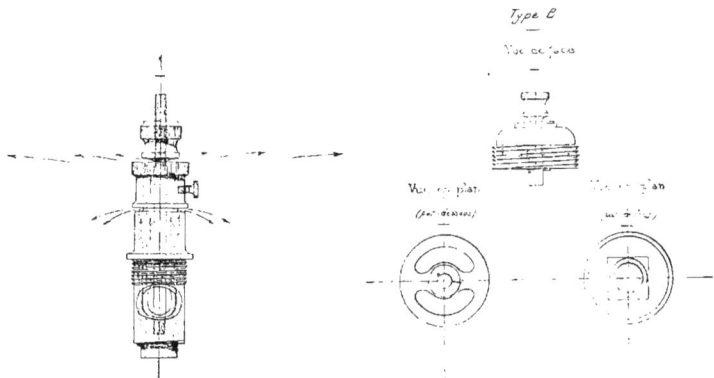

Fig. 10. — Station du Mont-Mesly. — Becs pulvérisateurs.

dance à entraîner les molécules lourdes vers le bas de l'appareil où elles se déposent et le mouvement est suffisamment lent. Les eaux en sortent par un déversoir pour se rendre dans le tuyau central de distribution (fig. 9).

Un tuyau de fonte plongeant jusqu'au fond et allant aboutir à la fosse à boues générale de l'installation, permet par la pression de l'eau d'évacuer les boues qui s'y accumulent. Le fonctionnement de cet appareil, de coût modéré, a toujours été des meilleurs.

7° **Lits bactériens à becs pulvérisateurs fixes.** — Ces 2 lits, construits d'une façon identique aux précédents, mesurent chacun 55 mètres sur 50 mètres et 2 mètres de hauteur de matériaux.

A la surface supérieure du mâchefer, on a disposé dix rangées de tuyaux en tôle galvanisée espacés de 3 mètres d'axe en axe et percés de trous tous les 3 mètres. Sur chaque trou on a adapté un pulvérisateur d'un modèle spécial, au moyen duquel l'eau s'échappant sous pression retombe sur le lit en pluie fine (fig. 10).

Ces lits sont alimentés par l'effluent de deux fosses septiques.

Installations bactériennes. — 2ᵉ groupe (fig. 11, 12 et 13).

Le 2ᵉ groupe encore en construction au moment de l'élaboration du rapport comprend : 11 nouvelles fosses septiques, 2100 mètres carrés de lits bactériens à becs pulvérisateurs fixes, 8400 mètres carrés de lits bactériens à becs pulvérisateurs animés d'un mouvement de va-et-vient.

8° **Fosses septiques** (fig. 11). — Ces fosses diffèrent de celles du premier groupe par l'absence de chicanes, qui ont pour inconvénient de gêner considérablement les opérations de curage et de nettoyage. Dans les premières fosses les boues devaient se rendre par un caniveau longitudinal à une bande centrale. Les essais ont montré que la boue est en effet entraînée par l'eau mais seulement après avoir été fortement diluée et il est toujours impossible de l'enlever complètement, une couche gluante et très visqueuse adhérant au radier. Par suite ce procédé avait un double inconvénient :

1° Il exige l'emploi d'une très grande quantité d'eau dont on ne sait que faire dans la fosse à boue;

2° Il n'enlève pas la totalité des boues.

Le curage est donc rendu très onéreux et très laborieux, aussi a-t-on été obligé d'assurer la vidange de l'eau et de la boue au moyen d'une pompe spéciale.

Chaque fosse nouvelle mesure 42^m,60 de long sur 10 de large. Le radier est constitué par un plan assurant 4 mètres de profondeur utile à l'entrée et 1 mètre à la sortie de la fosse, sa pente est donc de 0^m,0759 par mètre. Dans la partie la plus

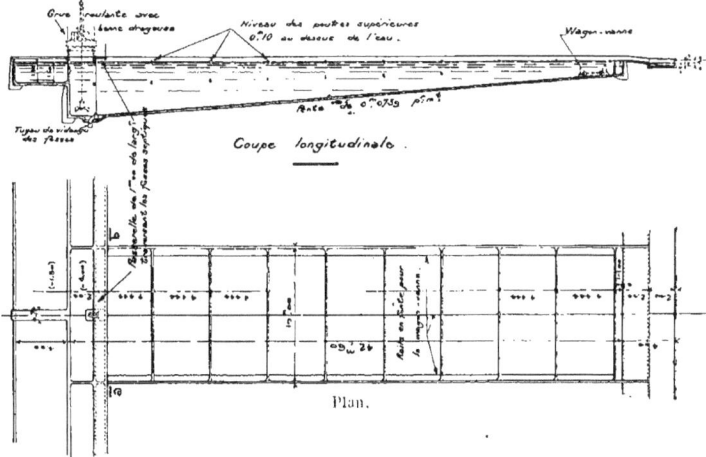

Fig. 11. — Station du Mont-Mesly, 2e groupe. — Fosse septique.

profonde, le fond est horizontal sur une longueur de 2 mètres et c'est en ce point que toutes les boues et vases glissant sur le radier doivent s'accumuler.

Pour extraire les boues on a prévu deux moyens : 1° une bonde de fond réunit la fosse à la conduite qui dessert les mêmes appareils du premier groupe ; 2° une drague mue mécaniquement. De plus un wagon-vanne permettra d'amener dans la partie profonde les boues visqueuses attachées au radier.

9° **Décanteur**. — Analogue à celui décrit plus haut, sauf que le diamètre du cylindre inférieur a été porté à 1^m,20 et la hauteur du tronc de cône réduite à 4^m,60.

10° **Lits à becs pulvérisateurs fixes**. — Les deux lits ont exactement les mêmes dimensions et la même disposition que les lits analogues du premier groupe ; toutefois, les murs latéraux sont construits en briques et disposés de manière à laisser le plus de vide possible.

11° **Lits à becs pulvérisateur mobiles (appareils Lajotte-Durey-Sohy)**. — L'effluent des fosses septiques est amené dans un canal longeant toute la longueur du lit, dans lequel plonge un siphon qui dessert deux tuyaux étendus transversalement à la surface du lit. Ces tuyaux sont percés de trous, chacun sur la moitié de leur longueur. Ils sont fixés sur un même chariot monté sur roues, lesquelles peuvent rouler sur deux rails placés à droite et à gauche du lit dans le sens de sa longueur.

Un câble sans fin, mû par une roue à aube qu'actionne l'eau d'égout elle-même, met en mouvement tout le système et le déplace alternativement dans chaque sens. La pulvérisation est assurée par la pression de l'eau ($2^m,50$) au moyen de becs formés de tubulures en cuivre au-dessus desquelles sont placées des lames minces inclinées à 60° et en forme d'éventail. Le jet s'échappant de la tubulure vient se briser sur la lame et retombe en pluie fine.

Une surface de 2100 mètres carrés est couverte au moyen de deux appareils marchant chacun sur 42 mètres de longueur et sur $25^m,80$ de largeur. Le mouvement est tel que l'appareil marchant de l'amont vers l'aval, la moitié droite du lit est arrosée à 42 mètres de son point de départ ; le mouvement s'inversant, c'est la moitié gauche qui est arrosée à son tour.

Le renversement du sens de la marche et le changement d'arrosage sont assurés au moyen d'un tiroir spécial placé sur le chariot et qui se meut automatiquement chaque fois qu'il arrive à l'une des extrémités du lit.

Les rails de roulement sont en acier ; ils sont supportés au-dessus de la surface des matériaux (mâchefer) par des piliers en béton armé de $0^m,15$ qui le traversent et reposent sur le radier.

La quantité d'eau distribuée par l'appareil est de 1 mètre cube par mètre carré et par jour.

12° **Décanteur** (fig. 12). — Ce 5° décanteur, tout en béton armé, est constitué par une cuve rectangulaire de 25 mètres de long sur 7 mètres de large et 5 mètres de profondeur, prolongée par un tronc de pyramide de même base et terminé à 5 mètres de profondeur par un rectangle de 2 mètres sur

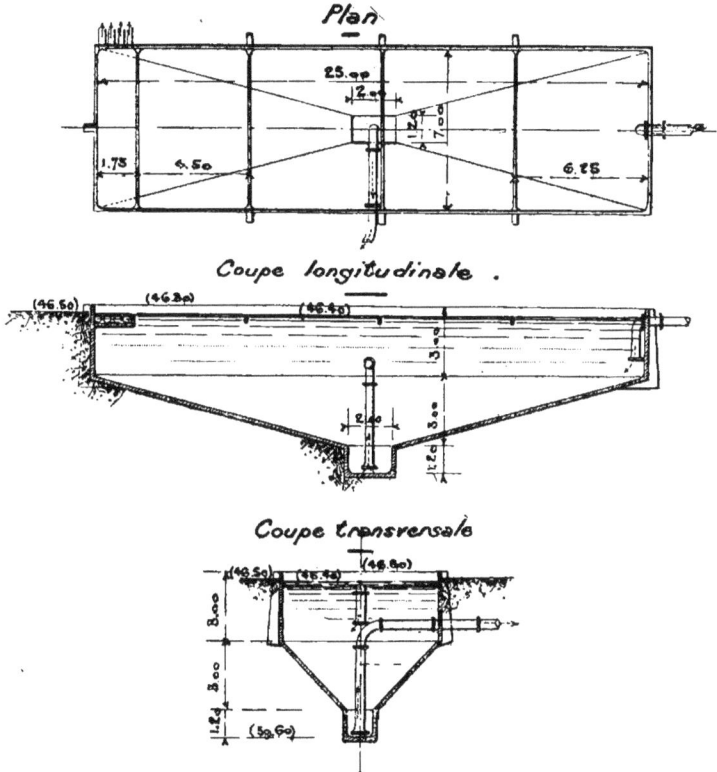

Fig. 12. — Station du Mont-Mesly, 2ᵉ groupe (plan du décanteur).

1 mètre ; un puits de 1ᵐ,20 de profondeur termine le tout par le bas.

L'eau des fosses se déverse dans la cuve par un tuyau en fonte de 0ᵐ,50 de diamètre débouchant un peu au-dessous de la base du tronc de pyramide et s'écoule le long de la paroi vers le bas. Elle sort du décanteur par déversoir dans une bâche placée à la partie supérieure contre la paroi ; cette bâche contient le tuyau qui vient alimenter chacun des appareils distributeurs.

La capacité du décanteur est de 790 mètres cubes environ ; l'effluent des fosses septiques y séjourne environ 4 heures.

15° **Lits à becs pulvérisateurs mobiles** (appareils Lajotte-Laffly). — La surface des lits est, comme la précédente, de 4200 mètres divisée en deux parties égales d'une largeur de 25 mètres ; à son tour chacune de ces bandes est divisée en

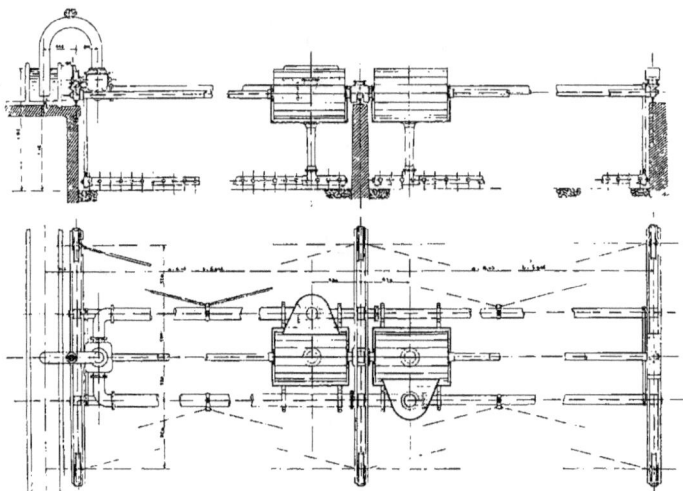

Fig. 15. — Station du Mont-Mesly. — Appareil distributeur Lajotte-Laffly.

deux autres plus étroites de 12^m,50 et de 84 mètres de long.

Sur chacune d'elles court un appareil distributeur Lajotte-Laffly (fig. 15). Deux roues hydrauliques à aubes courbes reçoivent l'eau du décanteur et la laissent retomber dans un bassin qu'elles portent avec elles et qui, à son tour, est prolongé par un tuyau qui s'étend transversalement à la surface du lit, sur la moitié de sa largeur totale, et qui est percée de trous. L'eau, après avoir passé dans l'une des roues, vient sortir du tuyau par les trous et tombe sur les matériaux sous-jacents.

Comme, en même temps, l'une des roues hydrauliques peut rouler sur trois rails placés au milieu et de chaque côté du lit à desservir, elles avancent sur les rails. Un tiroir automatique envoie l'eau dans l'une des roues quand le mouvement a lieu dans un sens, et dans l'autre quand l'appareil est arrivé au bout de sa course. Il en résulte qu'à ce moment le premier appareil ne reçoit plus d'eau, que le mouvement s'inverse et que l'arrosage de la deuxième partie du lit s'effectue.

La pulvérisation de l'eau est assurée au moyen de becs spéciaux placés sur les trous du tuyau et grâce à une hauteur de chute de 0m, 80. Le bec est essentiellement composé d'une tubulure de cuivre de 1 centimètre de diamètre au-devant de laquelle est placée une lame mince inclinée à 60°; le jet lancé sur cette lame se divise en pluie fine.

14° **Bassin de décantation.** — A la suite des lits bactériens des bassins ont été établis, d'une contenance égale à la production de deux heures des lits correspondants, pour obtenir la décantation des matières qui peuvent en être entraînées et par suite une meilleure clarification des effluents.

Dépenses. — Les dépenses de premier établissement se sont élevées au total à 2 590 000 francs, comprenant :

450 000 francs pour l'usine de pompage d'Ivry (109 000 francs de terrains) ;

370 000 francs pour la conduite de refoulement ;

1 575 000 francs pour les installations du Mont-Mesly (215 000 pour les terrains) ;

95 000 francs pour la conduite d'évacuation en Seine ;

100 000 francs pour les maisons d'habitation et laboratoire.

Si l'on prend la dépense faite pour les installations bactériennes proprement dites, soit 1 400 000 francs en chiffres ronds, on voit que pour un cube de 21 000 mètres par jour, le coût par mètre cube revient à 70 francs environ. Ce prix serait certainement abaissé dans une nouvelle installation, qui ne devrait pas servir d'expérience comme celle du Mont-Mesly.

Les dépenses normales de fonctionnement n'ont pu encore être établies.

Laboratoire. — A la station est annexé un laboratoire chimique et bactériologique dont est chargé un ingénieur chimiste, M. Cavel.

Les échantillons d'eaux sont prélevés d'une façon régulière grâce à des appareils automatiques. Ces appareils sont constitués essentiellement par une roue hydraulique dont les aubes plates sont plongées dans le courant; elle est mobile autour d'un axe horizontal et ses aubes sont munies de godets. La vitesse de l'eau fait tourner la roue et les godets remplis en bas de la course se vident en haut. A ce moment, on recueille l'eau des godets et on l'emmagasine dans un récipient de capacité déterminée. Au bout de 24 heures on peut donc prélever un échantillon moyen.

Résultats. — Les résultats de l'épuration sont montrés par le tableau d'analyses (moyennes par mois) donné ci-après.

L'installation (1er groupe) fonctionne depuis novembre 1908. Les volumes d'eau traités ont été faibles au début, puis augmentés progressivement jusqu'à ce qu'ils atteignent 1000 litres par mètre carré et par jour pour les lits à becs pulvérisateurs, en février 1909, et un peu plus tard pour les lits à siphons.

On voit à l'examen du tableau que la quantité d'ammoniaque restant dans l'effluent des lits bactériens a diminué, pour atteindre une valeur moyenne, assez vite pour les lits à becs pulvérisateurs, moins rapidement pour les lits à siphons. Il en a été de même pour la diminution de la matière organique.

De même, la nitrification a été plus active dans les lits à becs pulvérisateurs. On peut donc conclure que par ce système l'épuration est mieux assurée, car la répartition et l'aération du liquide à épurer sont réalisées d'une façon plus efficace.

L'effluent qui s'écoule à la Seine est imputrescible et, en général, d'une limpidité parfaite.

Production des boues. — Pendant un arrêt provoqué par la nécessité de régler les pompes électriques de l'usine d'Ivry, il a été possible de procéder au curage complet des fosses septiques et des bassins de décantation.

Pour 1 500 000 mètres d'eau d'égout traitée, on a retiré 1 860 mètres cubes de boues contenant 18 0/0 de matière sèche, soit $0^{kg},509$ par mètre cube. Cette quantité est très faible

Mont-Mesly. —

DÉSIGNATION DES MOIS	MATIÈRES EN SUSPENSION				OXYGÈNE ABSORBÉ EN 4 HEURES					
					AVANT INCUBATION				APRÈS INCUBATION	
	EAU BRUTE	EFFLUENT DES FOSSES	LITS A SIPHONS	LITS A PULVÉRISATEURS	EAU BRUTE	EFFLUENT DES FOSSES	LITS A S.	LITS A P.	LITS A S.	LITS A P.
1908										
NOVEMBRE.	76.5	»	»	»	25.0	20.8	»	2.27	»	»
DÉCEMBRE.	»	»	»	»	28.4	25.52	»	10.26	»	7.?5
1909										
JANVIER.	99.4	»	21	57	33.4	31.00	14.01	12.36	»	»
FÉVRIER.	107.	»	»	»	27.05	29.7	22.0	20.0	17.6	20.8
MARS	105.6	»	61	35	28.25	26.28	16.50	16.77	17.97	»
AVRIL.	105.6	»	44	18	35.25	30.15	11.23	9.52	12.01	10.16
MAI.	105.6	»	12	8	43.14	44.06	15.21	12.57	15.49	14.32
JUIN.	»	»	»	»	41.02	37.08	12.5	9.44	14.24	12.6
JUILLET.	112.	47	7	5	36.1	31.9	10.6	8.7	15.05	9.7
AOUT..	90.	17	7	5	36.8	31.01	11.15	11.44	11.8	12.7
OCTOBRE	»	»	»	»	28.0	28.8	9.6	8.8	12.9	9.6
DÉCEMBRE.	»	»	»	»	4.56	4.16	2.88	2.77	2.90	2.72

S. siphons; P. pulvérisateurs.

Département de la Seine.

AMMONIAQUE (Az H³)				NITRATES (Az² O⁵)		NITRITES (Az² O³)		OBSERVATIONS
EAU BRUTE	EFFLUENT DES FOSSES	LITS à S.	LITS à P.	LITS à S.	LITS à P.	LITS à S.	LITS à P.	
16.0	20.47	»	15.	»	0	»	0	Un seul lit à pulvérisateur étant en service.
18.25	17.12	»	13.19	»	1.31	»	»	Un seul lit à pulvérisateur étant en service.
15.67	17.67	15.65	16.54	0.64	1.86	»	»	Un lit à siphon est mis en route en plus du lit à pulvérisateur.
14.6	19.3	12.4	11.6	0	traces	»	»	Des avaries à l'usine ont arrêté la marche sauf 2 jours.
21.6	25.22	18.34	15.61	4.82	8.11	0.79	»	Les 2 lits à P. et les 2 lits à S. sont mis en route.
10.99	11.49	5.00	4.78	8.73	32.56	3.67	0.83	Les eaux d'égout sont diluées par les eaux de la Seine en crue.
15.95	16.67	7.65	5.58	12.71	50.27	»	»	Eaux d'égout de composition normale.
18.93	22.6	12.6	11.96	33.33	65.6	»	»	Eaux d'égout de composition normale.
14.8	16.5	7.2	6.1	39.5	89.7	3.55	3.8	Eaux d'égout de composition normale.
16.2	16.57	7.4	6.4	33.6	72.2	3.9	4.8	Eaux d'égout de composition normale.
14.6	15.0	10.0	8.0	33.0	45.0	4.0	5.0	Eaux d'égout de composition normale.
10.6	1.9	1.2	1.14	11.2	14.4	0.2	0.2	Marche intermittente et dilution des eaux d'égout par celles de la Seine en crue.

car elle ne correspond qu'à une couche de 0^m,05 à 0^m,06 au maximum sur le fond des fosses septiques.

Ces boues sont déposées sur le sol et les cultivateurs sont autorisés à les enlever pour en faire de l'engrais. M. Mahieu craint que cette manière de faire ne soit plus applicable lorsque l'installation entière fonctionnera, aussi étudie-t-il un projet permettant de brûler les boues mélangées aux ordures ménagères des communes voisines. On pourrait ainsi produire économiquement la lumière et la force motrice à la station.

3. TROUVILLE (Calvados). — Nombre d'habitants : 6470. Adduction d'eaux de source.

Réseau d'égouts : système séparatif, recevant les matières fécales et les eaux ménagères.

Cube des eaux d'égout : 450 mètres cubes par jour en été, c'est-à-dire en juillet, août et septembre, et 150 mètres cubes seulement pendant les neuf autres mois.

Installation comprenant une usine d'aspiration, une fosse septique et des bassins filtrants, ces derniers ne recevant qu'une partie seulement des eaux d'égout.

Coût total de l'installation : 550 000 francs. Dépense annuelle : 20 000 francs. Travaux exécutés par une Société représentée par MM. Liernur, ingénieurs.

4. VALLÉE DE VAUX (Seine-et-Oise). — Installation dépendant de la Ville de Paris.

Cette installation correspond environ à une population de 4 800 habitants, car elle traite quotidiennement 927 mètres cubes d'eaux d'égout de la ville de Paris, et les eaux d'égout de la ville de Paris représentent un cube moyen de 550 000 mètres cubes pour 2 760 000 habitants, soit environ 0^{ms},192 par habitant et par jour.

Elle a pour but d'épurer sur des lits artificiels la fraction des eaux d'égout non utilisée en irrigation dans les prairies aménagées sur les versants de la vallée de Vaux qui, obéissant à l'influence de la pente naturelle, descendent dans le thalweg.

Elle comprend deux lits de mâchefer d'environ 1^m,50 d'épaisseur, savoir :

Un lit circulaire de 15 mètres de diamètre, qui a été mis en service en 1907; un lit rectangulaire de 50 mètres × 15 mètres, mis en service en 1909.

La vallée de Vaux est barrée transversalement par une digue en terre où les eaux de ruissellement des prairies s'emmagasinent et achèvent de se décanter; elles sont admises et distribuées par un tourniquet hydraulique sur le lit circulaire et par un appareil baladeur sur le lit rectangulaire.

Coût de l'installation : environ 50 francs le mètre carré.

En raison de l'isolement de l'installation, une surveillance de jour et de nuit est exercée. Les dépenses d'exploitation sont actuellement réduites presque uniquement aux frais de gardiennage, et ceux-ci ne seront pas plus élevés lorsque l'installation sera doublée ou triplée, mais l'installation est trop récente pour pouvoir donner des indications certaines :

Le Service de l'assainissement de la Seine exécute les travaux et dirige l'exploitation.

Contrôle : le Service de l'assainissement de la Seine procède lui-même à des analyses d'eau, et l'installation est ouverte au public.

Des prélèvements et des analyses sont, en outre, faits périodiquement par l'Observatoire municipal de Montsouris.

5. CAMP DE SATHONAY (Ain) ('). — Population de 1800 à 2000 hommes et 500 chevaux. Eau d'alimentation : 250 à 500 mètres cubes par jour.

Réseau d'égouts : 1000 mètres desservant 500 hectares, système séparatif. Débit journalier : 250 à 300 mètres cubes.

Installation comprenant un bassin de décantation avec trop-plein pour eaux pluviales, 2 fosses septiques couvertes, 2 bassins de nettoyage, 1 bassin de sortie avec aération, 4 lits bactériens de premier contact et 2 lits bactériens percolateurs.

Coût total de l'installation : 50 000 francs, y compris le collecteur d'arrivée et celui d'évacuation. Coût annuel d'exploitation : 1200 francs.

(') La Société générale d'épuration et d'assainissement, 28, rue de Châteaudun, Paris, a établi les plans de cette installation ainsi que ceux qui portent les numéros 6, 7, 8, 9, 12, 15, 18 à 33 ci-après.

Contrôle : opéré par le Service de santé de l'armée qui fait des prélèvements mensuels et des analyses.

6. CHAMPAGNE-SUR-SEINE (Seine-et-Marne). — Population : 1750 habitants.

Alimentation en eau : 80 mètres cubes par 24 heures.

Réseau d'égouts recevant une partie des eaux pluviales des toits, les eaux ménagères et les produits de W. C. évacués, soit par tout à l'égout direct, fosses à trop plein et petites fosses septiques.

Débit journalier : 100 mètres cubes, 200 mètres cubes d'après M. Bonjean, maximum 160 mètres cubes, minimum 8 mètres cubes.

L'installation d'épuration comprend (fig. 14) :

1° Un bassin de décantation avec dispositif de trop-plein et grilles;

2° Deux fosses septiques couvertes, avec regards et tampons de visite et grilles pour l'échappement des gaz, à travers une couche de tourbe. Chaque fosse est divisée en deux compartiments dont les radiers sont en pente vers des vannes en communication avec deux bassins de nettoyage pour l'évacuation des boues;

3° Un bassin de sortie des fosses septiques;

4° Quatre lits bactériens de premier contact, drainés et remplis de mâchefers de différentes grosseurs, les plus fins à la partie supérieure. La répartition de l'eau à la surface des lits est assurée par des caniveaux ou demi-tuyaux en grès vernissé. La distribution est obtenue au moyen d'appareils de la *Septic Tank Cie* qui règlent automatiquement les remplissages, contacts, vidanges et repos, par la manœuvre de clapets suspendus à des fléaux de balance pourvus de contre-poids et de seaux qui s'emplissent et se vident par une disposition ingénieuse de robinets réglables à volonté et de siphons de vidange;

5° Un lit bactérien à percolation, alimenté par l'effluent des lits de premier contact au moyen de tuyaux en fonte percés de trous.

Les eaux venant du trop-plein en cas de gros afflux sont traitées directement sur le lit à percolation.

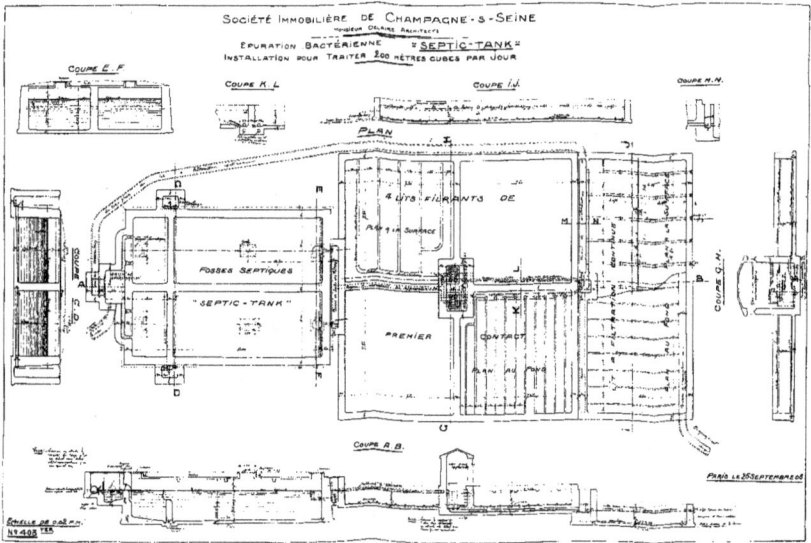

SOCIÉTÉ IMMOBILIÈRE DE CHAMPAGNE·S·SEINE

ÉPURATION BACTÉRIENNE "SEPTIC·TANK"

INSTALLATION POUR TRAITER 200 MÈTRES CUBES PAR JOUR

Fig. 11.

Coût total de l'installation : 35 000 francs non compris le réseau d'égout et les fosses septiques des habitations.

D'après les analyses de M. Bonjean effectuées en 1907 après 14 mois de fonctionnement, l'épuration est en très bonne voie.

7. TIZI-OUZOU (Algérie). — Population européenne agglomérée : 2500 habitants environ. Tout à l'égout avec système en partie unitaire.

200 mètres cubes d'eau par jour avec maximum de 300 mètres cubes.

Analogue à Champagne-sur-Seine. Appareils de la *Septic Tank Cie*.

Coût total de l'installation : 30 000 francs; exploitation, 250 francs par an environ.

Mise en fonctionnement en juillet 1904. Pas d'analyses de contrôle.

8. CAEN (Calvados). Hôpital. — Population : environ 500 personnes.

Alimentation en eau : 250 mètres cubes par jour.

Système d'égouts en partie unitaire; une partie des eaux pluviales et les eaux de buanderie sont traitées à part.

Analogue à Champagne-sur-Seine.

Coût de l'installation : 64 736 francs; exploitation : 200 francs par an environ.

Mise en fonctionnement en novembre 1908.

9. SANATORIUM DE VILLEPINTE (Seine-et-Oise). — Population (Hospitalisés et Personnel) : 300.

Eau d'alimentation : 100 à 120 litres par tête et par jour d'eau provenant d'un puits. Écoulement direct à l'égout.

Égouts : système unitaire avec déversoir pour écouler directement les eaux d'averses (le système unitaire doit être prochainement transformé en système séparé).

Épuration des eaux d'égout : fosse septique et lits de contact. Déversement de l'effluent dans un ruisseau public; les eaux sont claires et sans odeur.

Installation terminée en 1904, et ayant coûté 40 000 francs

environ, y compris les égouts. Entretien annuel ne dépassant pas 2000 francs.

Contrôle : aucun jusqu'ici.

10. BAGNOLES-DE-L'ORNE (Orne). — Population : 150 à 200 habitants en hiver; 2500 à 4000 en été.

Distribution d'eau par puits et citernes.

Réseau d'égouts : Par arrêté en date du 20 octobre 1905, M. le Maire de la Ferté-Macé a interdit l'admission des eaux et matières de vidanges aux égouts; l'immense majorité des propriétaires a aujourd'hui raccordé clandestinement les fosses d'aisances aux branchements faits depuis 1905, toutes munies de fosses septiques.

Il arrive donc aujourd'hui que les eaux et matières à traiter par oxydation et filtration sont plus chargées en éléments organiques que ne pouvait le prévoir l'auteur du projet. Cet état de choses a conduit le Service du Contrôle à demander une extension des appareils filtrants et épurateurs.

Installation terminée depuis fin 1905 et comprenant des filtres d'oxydation.

Coût total de l'installation : 95 000 francs.

Dépense annuelle d'exploitation : 50 francs en matériel.

Contrôle : Ville et service des Ponts et Chaussées.

11. LA ROCHE-GUYON (Seine-et-Oise)..Hôpital. — Population variable : 160 habitants environ.

Distribution d'eaux de puits.

Réseau d'égout recevant toutes les eaux pluviales, ménagères, le tout à l'égout d'une partie de l'établissement et le liquide provenant des tinettes filtrantes de l'autre partie.

Cube journalier moyen, 12 mètres cubes; maximum, 25 mètres; minimum, 10 mètres.

Installation fonctionnant depuis 1907 et comprenant une fosse réceptrice, un réservoir septique, un distributeur automatique Fiddian et un lit percolateur de mâchefer de 5m,70 de diamètre et 1m,70 de hauteur.

Résultats : l'azote ammoniacal est réduit de 20 0/0, l'azote organique de 75 0/0 et les bactéries de 97 0/0.

Coût total de l'installation : 17 000 francs. Dépenses annuelles d'exploitation : 500 francs.

Travaux exécutés par le Service de l'Assainissement de la Seine pour Assistance publique.

Aucun contrôle ; toutefois le Service d'Assainissement de la Seine procède de temps à autre à des prélèvements d'eau.

12. SANATORIUM DES INSTITUTEURS A SAINTE-FEYRE (Creuse). — Population : 150 habitants.

Adduction d'eau de source.

Réseau d'égouts recevant uniquement les eaux résiduaires provenant du lavage des chambres, des couloirs, de la désinfection, du lavage, etc., ainsi que les matières fécales.

Cube journalier moyen : 55 mètres cubes ; maximum, 40 mètres cubes ; minimum, 50 mètres.

Installation terminée depuis 1906, comprenant une fosse de fermentation où le liquide séjourne quelques heures après avoir passé, au préalable, dans une fosse de décantation, puis un appareil de chasse automatique, 1 premier lit de scories, 1 second appareil automatique et 1 deuxième lit de scories.

Coût total d'installation : 6428 francs. Dépense annuelle d'exploitation à peu près nulle.

Contrôle opéré par le Directeur de l'établissement.

13. SANATORIUM DE CHAMPROSAY, commune de Draveil (Seine-et-Oise). — Population (personnel et hospitalisés) : 150 personnes.

Alimentation d'eau : 100 litres par habitant.

Vidange : écoulement direct à l'égout.

Egouts : système séparé ; une canalisation spéciale déverse en Seine les eaux pluviales et de drainage du sol.

Epuration : fosse septique et lits de contact. L'installation fonctionne depuis 1906 ; elle est située à 120 mètres environ des bâtiments.

La dépense s'est élevée à 8 000 francs.

L'exploitation est faite par le jardinier de l'établissement ; la dépense est, par suite, à peu près nulle : 400 francs par an environ.

Pas de contrôle.

14. SANATORIUM DE MONTIGNY EN OSTREVENT (Nord). — Population : 120 personnes.

Adduction d'eau : 50 mètres cubes par vingt-quatre heures.

Réseau d'égouts recevant uniquement les eaux ménagères et les eaux de water-closets. Les eaux de buanderie sont traitées à part par décantation et filtration.

Débit journalier moyen, 50 mètres cubes.

Installation terminée depuis le 1er octobre 1905, comprenant une fosse septique de 50 mètres cubes de capacité, de 2m,50 de profondeur, précédée d'une chambre à sable de 5 mètres cubes et d'un bassin régulateur de 50 mètres cubes de capacité; 1 lit percolateur de 50 mètres carrés de superficie, alimenté par 5 siphons Doulton, et 1 lit filtrant de 6 mètres carrés pour filtrer l'eau sortant éventuellement du déversoir de trop-plein. Hauteur des matériaux du lit de scories : 1m,75.

Résultats : les analyses ne sont pas faites régulièrement. On se borne à prélever de temps en temps des échantillons d'eau épurée et à voir si la nitrification s'effectue bien. On trouve en général de 10 à 60 milligrammes de nitrates par litre dans l'effluent épuré qui n'est ordinairement pas putrescible.

Coût de l'installation : 8 000 francs.

Dépenses annuelles d'exploitation à peu près nulles. Le mécanicien du sanatorium se borne à surveiller la marche des siphons de temps en temps et on pioche la surface du lit une fois par an.

15. CHALONS-SUR-MARNE (Marne). — Hôpital militaire. — Population : 107 habitants.

Cube journalier à épurer : 25 mètres cubes d'eaux d'égouts du système séparatif; les eaux de buanderie et de lavage de certaines cours sont évacuées à part.

Fosse septique couverte dans laquelle les eaux séjournent 48 heures, avec bassin de nettoyage. L'effluent de la fosse est distribué sur les matériaux d'un lit de 1er contact au moyen de caniveaux aspergeurs. Lorsque ce lit est rempli, un siphon de chasse s'amorce et déverse l'effluent sur un lit de 2e contact qui est vidé au bout d'un temps donné par un siphon de chasse. Les lits ont une superficie totale de 55 mètres carrés et 0m,95 de hauteur.

Résultats douteux.

Coût total de l'installation : 20 500 francs.

16. SANATORIUM DE BLIGNY (Seine-et-Oise). — Il existe deux installations :

a) *Côté des hommes.*

Population : 100 à 120 personnes, plus le personnel.

Réseau d'égout : système séparatif; cube journalier : 50 mètres cubes. Installation fonctionnant depuis trois ans et comprenant 1 fosse septique ouverte, 1 filtre dégrossisseur, 5 filtres de premier contact et 3 filtres de deuxième contact.

Résultats : de nombreuses analyses de l'effluent ont été faites, notamment par l'Institut Pasteur de Lille; les résultats très satisfaisants permettent de dire que le bacille tuberculeux, en abondance dans les eaux à l'arrivée, n'est plus révélé dans les eaux épurées.

b) *Côté des femmes* :

Installation sanitaire de même importance inaugurée l'été dernier. Il semblerait que, lors de la visite faite à cette installation le 27 juin 1909 par un certain nombre de membres de la Société de médecine publique et de génie sanitaire, elle laissait encore à désirer vu la date récente de sa mise en marche (¹).

17. MONTPELLIER (Hérault). — Asile d'aliénés. — Installation terminée depuis le 1ᵉʳ avril 1909, comprenant des fosses à sable, des fosses septiques, des filtres transformateurs, des bassins à boues, des lits bactériens d'oxydation et un lit d'orage.

Cube journalier moyen : 150 mètres cubes. Cube journalier maximum : 500 mètres cubes.

L'effluent sert pour l'arrosage du jardin potager qui est drainé à 5 mètres de profondeur, puis il se déverse dans un ruisseau à ciel ouvert.

18. ANGERS (Maine-et-Loire). — Abattoirs. — Système unitaire, à l'exclusion du sang et des matières solides extraites des panses des animaux recueillis à part.

Bassin de décantation avec trop-plein, fosse septique couverte de 200 mètres cubes de capacité, bassin régulateur,

¹) LEMOINE. *Revue d'hygiène et de police sanitaire*, 1909, p. 1035.

quatre lits bactériens de contact de 54 mètres carrés chacun de surface et 1^m,25 de profondeur garnis de mâchefers et alimentés par des rigoles et caniveaux aspergeurs au moyen d'appareils automatiques ; deux lits bactériens à percolation de 104 mètres carrés de superficie et 0^m,90 de profondeur sur lesquels le liquide est distribué par des tuyaux perforés.

La mise en service a eu lieu en octobre 1910.

19. RAMBOUILLET (Seine-et-Oise). — Cette installation a été exécutée pour traiter les eaux d'égout de toute la partie sud de la ville, dont les égouts se déversaient dans les pièces d'eau environnant le château ; elle reçoit également le produit du tout à l'égout du château.

Volume prévu 200 mètres cubes par temps sec, 400 mètres cubes par temps pluvieux ; eaux d'égout relativement diluées. Système unitaire.

Bassin de décantation avec trop-plein, bassin de distribution, fosse septique couverte, bassin de sortie, filtres dégrossisseurs à gros matériaux, deux lits à percolation de 1 mètre de hauteur alimentés par des siphons de chasse automatiques (système Adam's) et tuyaux de fonte perforés (fig. 15).

Installation fonctionnant depuis septembre 1909.

20. CHAZAL-BENOIT (Cher). — Colonie agricole du département de la Seine. Population : 400 habitants.

Volume d'eau traité : 400 mètres par jour.

Bassin de décantation, bassin de nettoyage, fosse septique couverte, bassin régulateur de sortie, bassin d'attente, deux lits bactériens de 1er contact, bassin avec vannes régulatrices, chambres de chasse, lit bactérien à percolation avec sprinkler rotatif.

Installation fonctionnant depuis 1910.

Coût de l'installation : 50 000 francs environ.

Aucun contrôle.

21. CHARBONNIÈRES-LES-BAINS (Rhône). — Population : 972 habitants en hiver et 4000 en été.

Réseau d'égouts du système partie séparatif, partie unitaire.

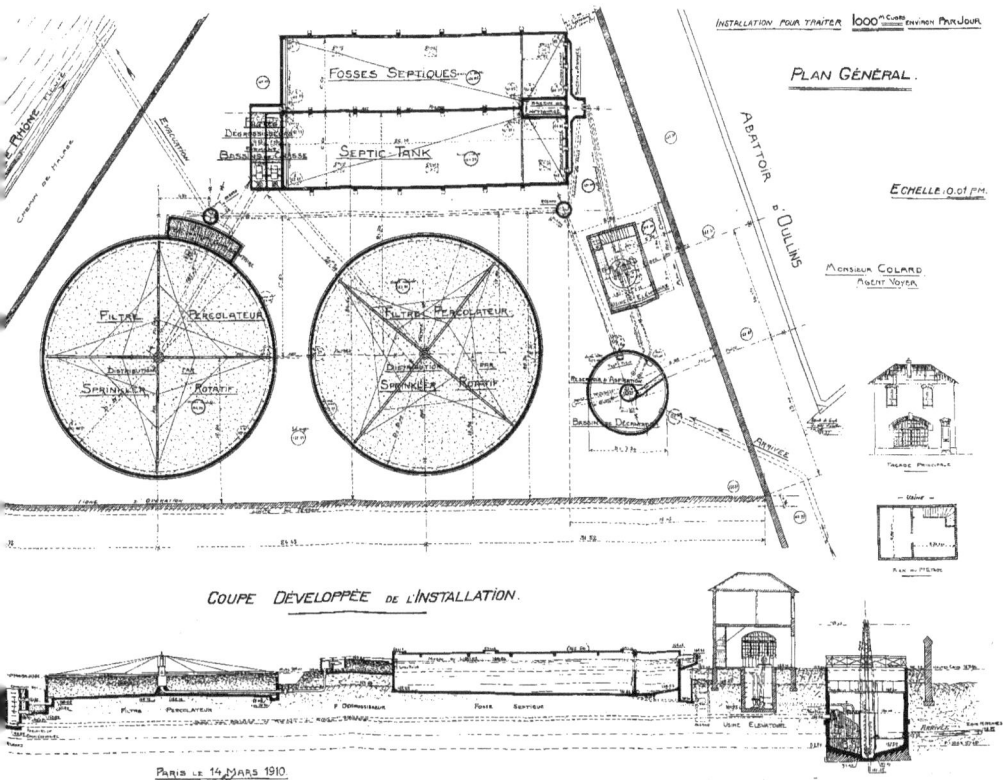

Fig. 15. — VILLE D'OULLINS. — Épuration bactérienne des Eaux d'égouts, Système Septic-Tank.

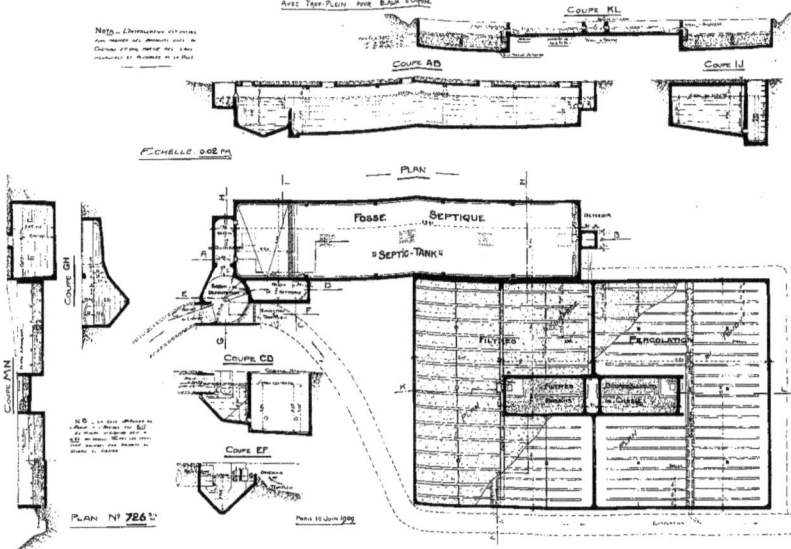

CHATEAU DE RAMBOUILLET.

Mr A. LECLERC
ARCHITECTE DU GOUVERNEMENT

EPURATION BACTÉRIENNE DES EAUX RÉSIDUAIRES SYSTÈME "SEPTIC-TANK"

INSTALLATION POUR TRAITER 800 litres ENVIRON PAR JOUR

AVEC TROP-PLEIN POUR EAUX D'ORAGE

Fig. 15.

Volume des eaux à traiter : 100 mètres cubes par jour.

Bassin de décantation avec trop-plein, deux fosses septiques couvertes, deux chambres de chasse avec dégrossisseur, lit bactérien à percolation alimenté par sprinklers fixes.

En fonctionnement depuis mai 1910.

22. CHARTRES (Eure-et-Loir). — Asile d'Aligre. Population : 400 habitants. Débit journalier : 60 mètres cubes d'eaux provenant d'égouts du système séparatif.

Bassin de décantation, fosse septique avec bassin de nettoyage, réservoir d'aspiration des pompes (deux groupes).

Bassin régulateur recevant l'effluent des pompes, bassin dégrossisseur formant bassin de chasse, lit bactérien à percolation avec tuyaux en fonte perforés, lit bactérien à percolation complémentaire.

En fonctionnement depuis novembre 1910.

23. CHAMONIX (Haute-Savoie). — Hameau d'Argentières. — Population : 150 habitants en hiver, 1200 en moyenne en été.

Volume des eaux à traiter : 50 mètres cubes par jour d'eaux du tout à l'égout direct.

Traitement restreint par suite des circonstances locales spéciales.

Bassin d'arrivée avec trop-plein, bassin de décantation pour matières lourdes, bassin de décantation pour les matières flottantes. Filtres dégrossisseurs constitués de pierres granitiques très dures, mélangées de gros mâchefers, que les eaux traversent de bas en haut avant de se déverser dans le torrent.

En fonctionnement depuis octobre 1910.

24. GUINGAMP (Côtes-du-Nord). — Hôpital-Hospice. Population : 500 habitants.

Volume d'eau traité par jour : 30 mètres cubes.

Décantation, fosse septique couverte, lit bactérien de contact et lit à percolation.

Sera mis en fonctionnement en janvier 1911.

25. OULLINS (Rhône). — Population : 9.543 habitants.

Réseau d'égouts du système séparatif recevant cependant

une partie des eaux pluviales. Cube journalier prévu : 1000 mètres cubes.

L'installation (fig. 16) comprend un bassin de décantation formant réservoir d'aspiration, d'où des pompes relèvent les eaux pour les déverser dans deux fosses septiques parallèles couvertes, de chacune 500 mètres cubes de capacité environ. L'effluent des fosses traverse un filtre dégrossisseur formant bassin de chasse, d'où il est envoyé sur deux lits bactériens circulaires à percolation, alimentés par des sprinklers rotatifs. A la sortie des lits bactériens les eaux traversent des filtres de graviers.

L'effluent final est déversé dans le Rhône à 10 mètres du bord, en plein courant.

La mise en service aura lieu au début de 1911.

26. CHERAGAS (Algérie). — Population desservie : 2000 habitants.

Débit 100 mètres cubes par jour. Système séparatif.

Bassin de décantation avec trop-plein, fosse septique, filtres dégrossisseurs formant bassins de chasse, deux lits bactériens à percolation alimentés par tubes perforés, un lit bactérien à percolation complémentaire.

En fonctionnement depuis juillet 1909.

27. BALINCOURT (Seine-et-Oise). — Château. 50 mètres cubes par jour. 1909.

28. MAINTENON (Seine-et-Oise). — 25 mètres cubes par jour. 1909.

29. BAYON (Meurthe-et-Moselle). — Hôpital. — 25 mètres cubes par jour. 1910.

30. NIMES (Gard). — École normale d'institutrices. — 15 mètres cubes par jour. 1910.

31. ALGER (Algérie). — Sanatorium. — 50 mètres cubes par jour.

32. ALGER (Algérie). — Maison Carrée. — École d'agriculture. 15 mètres cubes par jour. 1907.

33. CHATEAUROUX (Indre). — Asile d'aliénés. 1907.

34. PRIVAS (Ardèche). — En construction sous la direction de M. Chardon (de Levallois-Perret) : nous en donnerons une description avec les premiers résultats dans le prochain volume.

35. VILLENEUVE-SAINT-GEORGES (Seine-et-Oise). — Projet admis par le conseil supérieur d'hygiène (voir 4ᵉ volume, page 138).

36. HARDELOT (Pas-de-Calais).

La station balnéaire, créée récemment aux environs de Boulogne, près du château et de la forêt d'Hardelot dont elle a pris

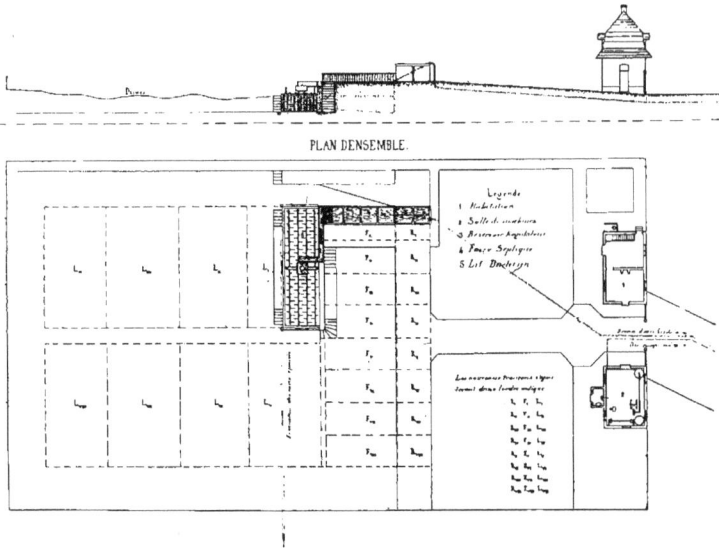

Fig. 17. — Station d'épuration d'Hardelot (plan général).

le nom, a pu, par le fait même de cette création dans une contrée presque inhabitée, être dotée d'emblée d'un système d'assainissement parfait. Un réseau de canalisation distribue l'eau potable dans chaque maison et un autre réseau permet le tout à l'égout.

Les administrateurs de cette station ont eu l'idée d'établir un traité de concession de l'assainissement, comme on fait des traités de concession   ur l'eau potable, et ils ont trouvé un concessionnaire, M.   oix (¹), ingénieur à Lille, qui s'est engagé à faire toute l'.   .llation à ses frais, risques et périls,

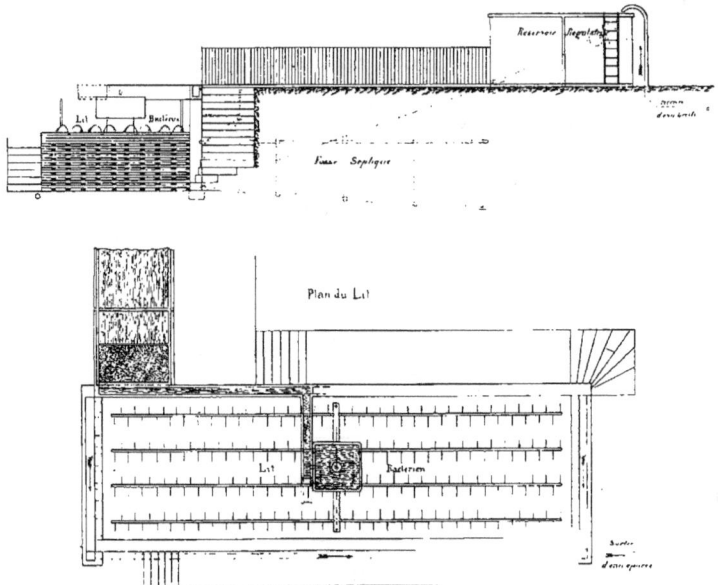

Fig. 18. — Station d'épuration d'Hardelot (p]   une unité).

moyennant un abonnement annuel correspondant à l'importance de chaque villa et à ne déverser, dans le ruisseau d'évacuation, qu'un effluent parfaitement épuré, répondant aux conditions exigées par le conseil supérieur d'hygiène publique de France. C'est, croyons-nous, la première fois qu'une entreprise d'assainissement et d'épuration des eaux d'égout s'est effectuée dans ces conditions sur le territoire français.

Les eaux d'égout sont drainées par un réseau de canalisation

(¹) M. Degoix, ingénieur, 42, rue Masséna, à Lille, a aussi dressé les plans des numéros 14, 57 à 47.

en fonte, à joints étanches, d'une longueur actuelle de 3.800 mètres, et elles s'écoulent par gravitation jusqu'à un poste de relèvement d'où elles sont refoulées par l'air comprimé à la station d'épuration.

Les plans (fig. 17) ont été établis en tenant compte du développement progressif de la station balnéaire; mais pour éviter des constructions qui ne seraient pas en rapport avec le cube d'eaux d'égout à traiter, au moins dans les premières années, le concessionnaire a divisé les installations en un certain nombre d'unités qui seront édifiées au fur et à mesure des be..... Cette méthode au.... le grand ava.... déterminer la ca.... épuratrice de chac.... unité et de régler ...s agrandissements successifs suivant les résultats obtenus.

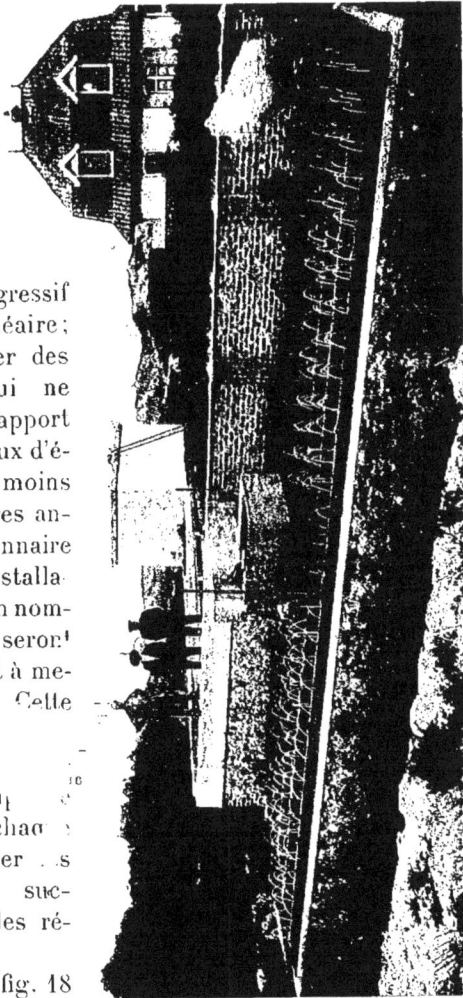

Fig. 19. — Station d'épuration d'Hardelot.

Actuellement (fig. 18 et 19), les eaux d'égout arrivent dans un bassin régulateur, destiné à uniformiser autant que possible, le débit extrêmement variable. Elles s'écoulent alors dans une fosse septique, dont l'effluent est

déversé à des intervalles réguliers sur les lits bactériens percolateurs au moyen de réservoirs avec siphons de chasse
automatique et de tuyaux de fonte perforés, comme à la
station expérimentale de la Madeleine.

Le volume d'eau traité par jour a été de 50 à 60 mètres cubes
pendant la saison dernière (1910). Les résultats d'épuration
sont excellents et la nitrification très active, comme nous avons
pu nous en rendre compte par l'analyse (155 milligrammes de
nitrates par litre).

37. DOCKS REMOIS A REIMS (Marne).
Mise en service, juin 1908.

Lit bactérien ouvert, sans lit de fortune, sans réservoir
compensateur. — 500 à 600 ouvriers.

38. PRISON DE LOOS (près Lille, Nord).
Mise en service, novembre 1908.

Lit bactérien ouvert. — pas de réservoir régulateur, sans lit
de fortune. Environ 700 détenus.

39. HOPITAL DE ROUBAIX (Nord).
Mise en service, juin 1903, transformé en 1910.

70 mètres cubes par jour. Lit bactérien ouvert. Lit de fortune, réservoir régulateur. 500 personnes environ. Désodorisation.

40. DUNKERQUE (Nord). Hôpital.
La ville de Dunkerque, très resserrée dans ses fortifications,
a dû construire récemment son nouvel hôpital sur la commune
de *Rosendaël*. La surface de terrain dont on disposait étant
assez restreinte, les installations d'épuration devaient se
trouver à proximité des bâtiments, ce qui a conduit le con-
structeur à adopter certains dispositifs spéciaux que nous
croyons intéressant de signaler.

Les eaux d'égout (environ 40 mètres cubes par jour) sont
recueillies dans un réseau de canalisations qui aboutit à deux
postes de relèvement, d'où elles sont refoulées à la station
d'épuration par l'air comprimé ;

Les eaux sont reçues alors dans un bassin régulateur couvert, d'où elles s'écoulent dans une fosse septique couverte (fig. 20 et 21). L'effluent de la fosse septique est désodorisé

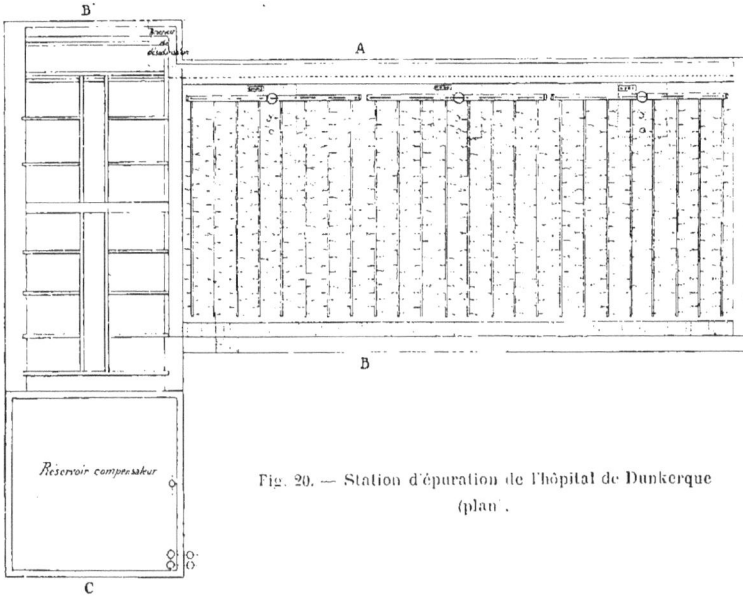

Fig. 20. — Station d'épuration de l'hôpital de Dunkerque (plan).

par l'addition, automatique et proportionnelle au débit, d'une solution diluée et filtrée de chlorure de chaux. L'expérience

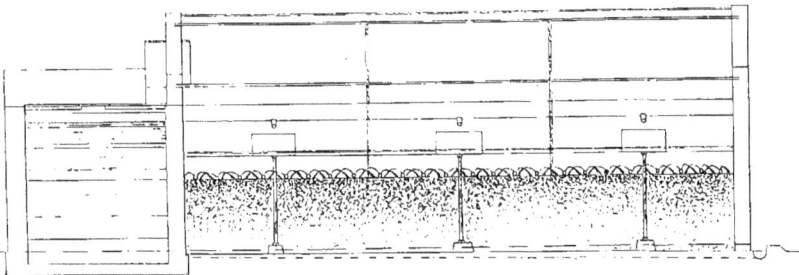

Fig. 21. — Station d'épuration de l'hôpital de Dunkerque (coupe).

a montré qu'une proportion de 2 milligrammes de chlore par litre était suffisante pour la désodorisation, et que cette dose ne nuisait en aucune façon à l'épuration biologique ultérieure.

Les lits bactériens, formés de scories, sont alimentés par des réservoirs à siphons de chasse automatique et par des tuyaux métalliques perforés. Dans le but d'éviter les effets des fortes gelées, on a établi à quelque distance de la surface des lits un léger plancher de fers en I pour supporter des paillassons.

Comme on a signalé que dans certains lits à percolation se développaient des mouches, et qu'à proximité d'un hôpital il y a lieu d'éviter leur présence, puisqu'elles peuvent transporter les germes infectieux, ou au moins incommoder les malades, le lit bactérien est recouvert d'un toit en tôle ondulée

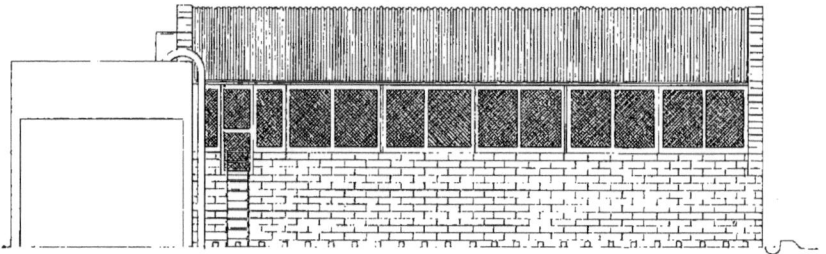

Fig. 22. — Station d'épuration de l'hôpital de Dunkerque (aspect extérieur).

et galvanisée et entouré de tous les côtés par des panneaux garnis de toile métallique formant moustiquaire (fig. 22).

Les résultats d'épuration sont excellents et nous avons examiné un échantillon de l'effluent qui présentait une nitrification très intense (185 milligrammes de nitrates par litre).

41. ÉTABLISSEMENTS MENIER, A NOISIEL. — Mise en service, novembre 1908.

Lit bactérien ouvert, sans lit de fortune, sans réservoir régulateur. 100 personnes environ.

42. CENTRAL ÉLECTRIQUE DE LILLE (Nord). — Mise en service, novembre 1909.

Lit bactérien ouvert, réservoir régulateur, sans lit de fortune. 50 ouvriers environ.

43. HOPITAL DE SECLIN (Nord). — Mise en service, août 1910.

Lit bactérien ouvert, réservoir régulateur, sans lit de fortune. 200 personnes environ.

44. CASINO D'ENGHIEN (Seine). — Mise en service, décembre 1908.

Lit bactérien fermé à ventilation artificielle, sans lit de fortune, sans réservoir régulateur. 200 à 500 personnes.

45. LYCÉE DE LILLE (Nord). — Mise en service, mai 1908.

Lit bactérien fermé, type pour habitations isolées. Ventilation, sans réservoir régulateur, sans lit de fortune. Cabinet pour 15 à 20 personnes.

46. LILLE (Nord). — Quartier des abattoirs. Description dans le volume IV, p. 144. Mise en service depuis quelques mois.

Nous publierons les résultats d'épuration dans le prochain volume.

47. SANATORIUM DE ZUYDCOOTE (Nord). — Mise en service, juin 1907, transformé en 1910.

Lit bactérien ouvert. Lit de fortune. Réservoir régulateur. 1000 à 1200 personnes.

48. SANATORIUM D'HAUTEVILLE (Ain). — Population : 140 lits, avec personnel : 175 habitants. Volume des eaux traitées journellement : environ 25 mètres cubes. Installation comportant : 1 fosse septique ouverte, 1 filtre de premier contact, 1 filtre de second contact.

49. HYÈRES (Var). — Sanatorium du Mont-des-Oiseaux, servant actuellement de convalescence pour les officiers des armées de terre et de mer. Population d'environ 200 personnes. Volume des eaux du système séparatif : environ 35 mètres cubes ; installation comportant un bassin d'arrivée : 1 fosse septique couverte, 2 filtres de premier contact, 1 filtre de second contact.

Installation en service depuis trois ans. Résultats assez

irréguliers ; il est vrai de dire que le fonctionnement est intermittent par suite de l'abandon presque complet de l'établissement en été.

50. AIX-EN-PROVENCE (Bouches-du-Rhône). — Population : 25 000 habitants. Les deux projets classés en première ligne à la suite d'un concours qui a eu lieu en octobre 1909, prévoient l'épuration des eaux, du système séparatif, par des fosses septiques et des filtres percolateurs avec distribution par sprinklers rotatifs.

51. MANCIEULLES (Meurthe-et-Moselle). — **Assainissement d'une cité ouvrière et d'un nouveau village.** — L'exploitation minière demandant une main-d'œuvre très importante, les compagnies ont dû pourvoir au logement de leurs nombreux ouvriers et employés. Après les modestes maisons ouvrières du début, souvent agglomérées en *corons*, elles ont créé des types de plus en plus confortables jusqu'aux cités-jardins établies dans ces dernières années. Cependant, si la plupart avaient songé à l'alimentation en eau potable, il n'est pas à notre connaissance, au moins en France, d'exemple qu'elles aient appliqué les nouveaux principes d'assainissement en ce qui concerne les eaux usées. C'est cet ensemble qui a été réalisé sur notre conseil par la Société des Mines de Saint-Pierremont à Mancieulles (Meurthe-et-Moselle), et dont la description est donnée par son directeur, M. Hanra ([1]). (fig. 23 et 24).

Pour l'assainissement, on a adopté le tout à l'égout avec système séparatif partiel, car les eaux de toiture s'écoulent dans les égouts par raison d'économie. Les autres eaux pluviales sont écartées.

Les égouts reçoivent :

1° Les eaux des water-closets (un réservoir de chasse de 8 litres est installé dans les water-closets à la turque placés à l'intérieur de chaque logement);

2° Les eaux ménagères (un robinet d'eau potable est placé sur l'évier de chaque cuisine);

3° Les eaux de pluies des toitures ;

([1]) *Technique sanitaire*, juin 1910.

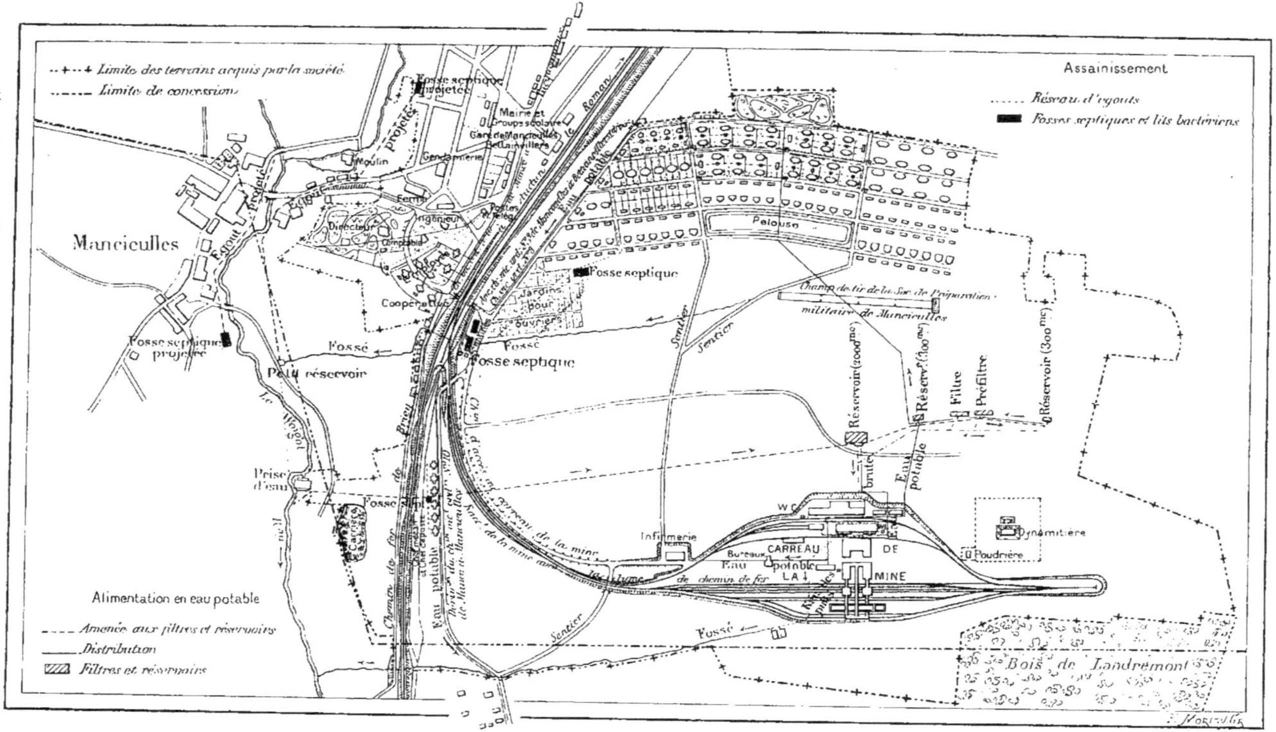

Fig. 25. — Station d'épuration de Mancieulles (plan général).

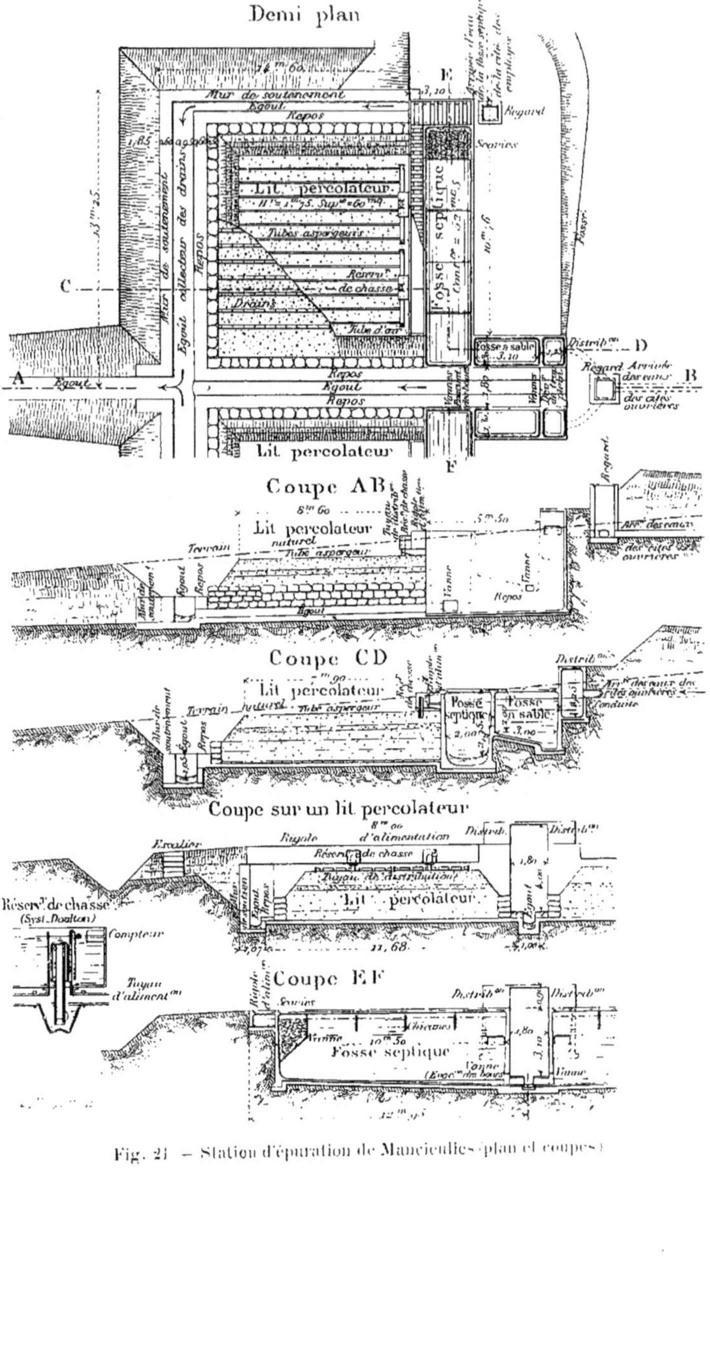

Demi plan

Coupe AB

Coupe CD

Coupe sur un lit percolateur

Coupe EF

Fig. 21 — Station d'épuration de Mancieulles (plan et coupes)

4° Les eaux d'infiltrations des caves.

Toutes les tuyauteries se rendant à l'égout sont siphonées.

Les canalisations sont en tuyaux de grès de 250 millimètres de diamètre depuis les réservoirs de chasse .

L'épuration des eaux d'égout est effectuée selon la méthode et les dispositifs adoptés à la station de la Madeleine (Institut Pasteur de Lille). Pour éviter les longues canalisations et les frais de pompage, il existe deux installations, l'une pour le village ouvrier, l'autre pour la cité des employés.

La première a été établie par unités permettant d'épurer les eaux usées de 500 habitants. La première unité, seule établie actuellement, comprend une fosse à sable, une fosse septique de 50 mètres cubes, un lit bactérien percolateur de 50 mètres carrés composé d'un tiers de pierres calcaires et deux tiers de scories sur 2 mètres de hauteur, alimentés par des réservoirs de chasse projetant l'eau par des tubes en fer percés de trous, à la surface du lit. A la sortie, l'effluent est encore aéré par épandage sur un terrain assez plat, avant de se rendre dans le ruisseau.

Pour la cité des employés, la fosse septique n'a que 56 mètres cubes et le lit bactérien une surface correspondante.

Enfin, pour une petite cité isolée (50 personnes environ), il a été établi une fosse septique de 5 mètres cubes dont l'effluent est épuré par épandage sur un terrain avoisinant.

Toutes ces installations fonctionnent depuis mars et mai 1909 et donnent la plus entière satisfaction. Nous avons eu à examiner à plusieurs reprises, à l'Institut Pasteur de Lille, les effluents des lits bactériens et nous les avons reconnus parfaitement épurés.

PROGRAMME D'ASSAINISSEMENT DE LA VILLE DE TOULOUSE.

Par E. ROLANTS[1].

Toulouse est une ville importante non seulement par le nombre de ses habitants, 149 438, ce qui la classe la sixième

---

[1] Rapport au Congrès de l'Association pour l'avancement des sciences (Toulouse, août 1910).

de France, mais aussi par son activité industrielle et commerciale; malheureusement elle ne présente pas un état sanitaire irréprochable. La statistique publiée par le Ministère de l'Intérieur pour 1908 donne les nombres suivants :

	Naissances.	Décès.
	par 1000 habitants.	
Paris (2 722 731 habitants).	18,7	17,7
Villes de plus de 100 000 habitants, moyenne. .	20,7	21,2
Toulouse.	18,2	25,1

Parmi les villes ayant plus de 100 000 habitants, si on en exclut les deux ports de Toulon et Marseille, c'est Toulouse qui a fourni le plus grand nombre de cas de fièvre typhoïde, 51, pendant cette même année.

D'après MM. *Macé et Imbeaux* (*l'Hygiène et la Salubrité générales des collectivités urbaines et rurales*) ([1]), « d'une façon générale, on peut dire que ce sont les nombreux déchets de la vie et de l'activité humaine qui déterminent, dans toutes ces agglomérations, les causes d'insalubrité. Ces déchets vicient l'atmosphère, polluent le sol, contaminent directement ou indirectement les eaux; ils modifient d'une façon spéciale, défavorable, le milieu urbain constitué, qui peut déjà se ressentir de conditions plus ou moins mauvaises résultant de la situation, du climat de la ville ».

A Toulouse, comme encore dans bien des villes de France, les égouts ne servent qu'à l'évacuation des eaux pluviales et des eaux ménagères et industrielles, tandis que les excreta humains ou animaux sont reçus dans des fosses fixes attenantes à chaque maison. Ce voisinage immédiat de matières en putréfaction qui dégagent toujours des odeurs malsaines, est encore rendu plus dangereux par la contamination fréquente du sous-sol, car si certaines fosses sont plus ou moins étanches, la plupart sont intentionnellement transformées en puisards qui permettent l'absorption des matières par le sol.

Aussi la municipalité, voulant appliquer le principe hygiénique que tous les déchets de la vie doivent être évacués le plus rapidement possible, sans séjourner ni fermenter dans

([1]) *Traité d'Hygiène* de Chantemesse et Mosny. Paris. Baillière. 1910.

les maisons, a-t-elle ouvert en 1906 un concours pour l'assainissement de la ville. Les articles principaux du programme étaient les suivants :

Art. 2. — L'attention des concurrents est appelée sur ce fait que, par suite des dispositions défectueuses des égouts existants, du défaut de pente de la ville, de l'absence dans la banlieue de Toulouse de champs d'épandage suffisants et convenablement situés, par suite aussi de la difficulté de se procurer en abondance l'eau nécessaire à la dilution des matières, le système du tout à l'égout unitaire avec champs d'épandage, tel qu'il est appliqué à Paris, dans la presqu'île de Gennevilliers, semble devoir se heurter à des difficultés particulières.

. . . .

Art. 3.

Les projets devront être conçus de manière à utiliser, partout où cela sera possible, tout au moins pour l'évacuation des eaux pluviales, les égouts existants. Ces égouts, dont l'étanchéité est, sur beaucoup de points, imparfaite, ne devront, en aucun cas, recevoir les produits des fosses d'aisances.

. . . .

Art. 4. — L'entreprise a pour objet :

1° De prendre à domicile et de recevoir dans des conduites souterraines étanches, pour les amener au dehors dans une usine où elles seront traitées, soit par des procédés mécaniques, soit par des procédés chimiques, soit par des procédés biologiques, soit par des systèmes mixtes comportant une combinaison judicieuse et rationnelle de ces différents procédés, non seulement toutes les eaux ménagères, mais encore tous les produits des fosses d'aisances, et généralement toutes les eaux souillées, à quelque titre et de quelque manière que ce soit ;

2° De restituer à la Garonne, en aval de la Chaussée de Bazacle, ces eaux complètement débarrassées de tous germes pathogènes et ne contenant pas un nombre de bactéries non pathogènes supérieur à celui que les analyses microbiologiques permettent de découvrir dans les eaux de la Garonne puisées au pont d'Empalot ;

3° De traiter, par le procédé le mieux approprié aux circonstances locales, les boues provenant de l'épuration des eaux usées;

4° De conduire directement à la Garonne les eaux des pluies, ainsi que les eaux industrielles préalablement traitées.

La commission chargée d'examiner les projets présentés au concours n'en retint aucun pour des raisons diverses qu'il serait trop long d'énumérer, et déclara qu'il n'était pas douteux qu'une étude sur place permettrait d'établir un projet définitif.

Les concours, tels que celui qui a été ouvert par la municipalité toulousaine ne peuvent facilement aboutir, car l'étude de l'assainissement d'une ville de cette importance est longue et demande le concours d'hommes compétents, ingénieurs et hygiénistes, dégagés de toute préoccupation de faire prévaloir un système dont ils sont les inventeurs ou les exploitants. De plus les industriels, qui désirent concourir, ne peuvent pas toujours engager les dépenses de temps et d'argent nécessaires pour l'établissement d'un projet.

Il serait préférable, comme l'ont déjà compris certaines municipalités, de demander à quelques ingénieurs et hygiénistes indépendants de se charger, avec bien entendu le concours constant des services municipaux, de tracer un programme d'ensemble de l'assainissement. Ce programme arrêté faciliterait la tâche des industriels appelés ensuite à concourir et leur permettrait d'établir des plans et devis définitifs qui donneraient à la municipalité une idée nette des sacrifices qu'elle doit s'imposer.

Toulouse possède actuellement un peu plus de 42 kilomètres d'égouts, dont un quart en médiocre ou mauvais état. Dans les articles 2 et 5 du programme de concours, la municipalité indique que ces égouts devront servir à l'évacuation des eaux pluviales. Il ne semble pas qu'on doive y admettre les eaux industrielles car, à l'exception des eaux de condensation ou de réfrigération, la plupart de ces eaux, bien que ne pouvant être suspectées de renfermer des germes pathogènes, sont très souillées. Comme il n'existe pas d'industries rejetant des eaux résiduaires d'une composition capable de compromettre une méthode d'épuration, il serait préférable de recevoir ces eaux industrielles dans le réseau vanne.

Le choix du système séparatif, qui a reçu l'approbation de la commission du concours, s'impose à Toulouse, par suite principalement du défaut de pente de la ville, ce qui oblige, au moins pour une partie du territoire, à relever les eaux pour les conduire à l'usine d'épuration, et aussi en raison de l'utilité incontestable de cette épuration avant le rejet au fleuve.

Les égouts existants, servant à l'évacuation des eaux pluviales, doivent aussi servir à l'assainissement. Ils seront aménagés de telle sorte qu'ils puissent abaisser et maintenir le niveau de la nappe souterraine à une hauteur suffisante au-dessous de la surface, de manière à éviter une trop grande humidité dans les murs des habitations et une invasion de l'eau dans les caves. Cette précaution est indispensable à Toulouse, où le sol est très argileux, et où les inondations sont à craindre par les grandes crues de la Garonne.

Le réseau vanne doit toujours être de faible section et établi de telle sorte que les liquides y circulent rapidement sans stagnation. Des chasses périodiques doivent balayer toutes les canalisations et des regards fréquents, tous les 50 mètres au maximum, doivent permettre de les visiter. Il y a lieu d'y prévoir une bonne ventilation et des dispositifs capables d'empêcher le reflux des odeurs dans les habitations.

Il existe de nombreux systèmes de relèvement des eaux. Leur étude nous entraînerait hors du cadre d'un rapport; du reste leur choix est dépendant plutôt des questions économiques que des questions hygiéniques.

Épuration. — Dans les *Instructions générales relatives à la construction des égouts, à l'évacuation et à l'épuration des eaux d'égout* élaborées par MM. *Masson* et le *Dr A. Calmette* et approuvées par le *Conseil supérieur d'Hygiène publique de France*, nous trouvons : « Il n'est pas admissible qu'une ville puisse souiller d'une manière quelconque les cours d'eau qui traversent ou qui coulent dans son voisinage.

« Il faut que, tenant compte des circonstances et des dispositions spéciales à chaque localité, les autorités sanitaires n'exagèrent pas les difficultés du problème à résoudre et sachent se borner à exiger que les eaux usagées soient rendues imputrescibles aux nappes souterraines ou aux cours d'eau.

Il serait évidemment déraisonnable d'imposer aux municipalités l'obligation de rendre aux rivières ou aux fleuves une eau plus pure que celles qu'on peut leur emprunter.

« Quel que soit le procédé employé, on peut admettre que l'épuration est satisfaisante et que l'eau traitée peut être évacuée sans inconvénients quand elle ne renferme aucune matière en suspension susceptible de se déposer sur les bords ou dans le lit des rivières, ni aucune matière en solution capable, soit de fermenter en dégageant des gaz nauséabonds, soit d'intoxiquer les êtres vivants, animaux ou végétaux. »

La ville de Toulouse doit rejeter ses eaux épurées dans la Garonne; les 20 000 mètres cubes d'eaux se dilueront alors dans un volume considérable. Le débit minimum du fleuve étant de 5 024 000 mètres cubes par jour, la dilution sera de 250 fois et par débit moyen de 6 912 000 mètres cubes par jour elle sera portée à 345 fois.

Cette situation très favorable est malheureusement diminuée par ce fait que des villes très proches en aval (Blaganac à 6 kilomètres) s'alimentent avec les eaux de la Garonne. Il est donc indispensable de pousser l'épuration aussi loin que possible pour que la composition des eaux du fleuve à l'arrivée à Blaganac soit sensiblement la même que celle des eaux en amont de Toulouse.

Les données du problème étant posées, voyons quels procédés d'épuration peuvent être proposés pour les eaux d'égout de Toulouse.

On peut dire qu'actuellement seules les *méthodes biologiques* (*naturelles ou artificielles*) permettent d'obtenir une épuration satisfaisante, l'emploi des moyens mécaniques ou des réactifs chimiques n'étant plus considérés que comme des traitements préliminaires.

En effet, la minéralisation de la matière organique des eaux d'égout, c'est-à-dire sa destruction pour obtenir une eau épurée imputrescible, est naturellement l'œuvre des microbes qui sont chargés de remettre en circulation les éléments combinés dans les déchets de la vie.

Les eaux d'égout forment un milieu contenant les matières organiques les plus diverses, depuis les plus complexes, voisines de l'état vivant, jusqu'aux plus simples. Le rôle des microbes dans la nature est de détruire ces matières organiques, et, pour cela, il faut l'action successive et pratiquement simultanée d'une infinité d'espèces. Les uns commencent la dégradation, les autres la continuent, et, de proche en proche, on arrive à la production d'éléments simples ou de combinaisons que nous sommes habitués à classer parmi les composés minéraux. Les substances solubles deviennent de suite la proie des microbes; celles qui sont insolubles doivent d'abord se dissoudre sous l'action des diastases sécrétées par les ferments qui s'y implantent.

Les substances ternaires, telles que la cellulose, les sucres, etc., sont brûlées intégralement et donnent de l'acide carbonique et de l'eau. Des transformations analogues s'accomplissent pour les matières azotées et les derniers termes sont l'azote, l'ammoniaque et l'acide carbonique. Mais ici la transformation va plus loin : de nouvelles espèces de microbes oxydent l'ammoniaque pour former l'acide nitrique.

Tous les microbes capables de concourir à l'épuration se trouvent normalement dans les eaux d'égout, aussi tous les efforts doivent tendre à les mettre dans les conditions les plus favorables à leur action.

La *méthode biologique naturelle* est ordinairement appelée *épandage* et mieux *irrigation terrienne* ou *irrigation culturale*. Si on peut obtenir l'épuration sur la plupart des sols, il en est relativement peu qui peuvent être pratiquement employés dans ce but. La matière organique des eaux d'égout doit être complètement retenue dans les couches superficielles; le sable la laisse trop facilement passer; l'argile qui la retient bien est imperméable à l'eau. Il faut donc que le sol soit composé de sable et d'argile, ou de calcaire et d'argile, ou encore de sable et d'humus. Il faut aussi pour que la minéralisation de cette matière organique soit rapide, qu'elle soit placée dans un milieu meuble et bien aéré, pour que les microbes y trouvent toujours un grand excès d'oxygène. L'eau doit s'écouler assez rapidement pour que les terres ne soient jamais immergées; aussi est-il toujours indispensable de les drainer soigneusement.

Les doses d'irrigation sont donc très variables suivant les terrains, ce qui explique pourquoi la dose légale annuelle dans

les domaines de la ville de Paris est de 40 000 mètres cubes
par hectare, tandis qu'elle n'est en Allemagne et en Angleterre
que de 12 à 15 000 mètres cubes. Ces doses varient aussi dans
des proportions considérables avec la culture et M. Vincey a
montré que les prairies permanentes peuvent recevoir 4 fois
la dose légale tandis que les pommes de terre ne peuvent en
recevoir que la moitié et les asperges le quart.

Il ne semble pas que l'épandage soit applicable aux eaux
d'égout de Toulouse, car, ainsi que le fait pressentir l'article 2
du programme du concours, son application se heurterait à
des difficultés particulières. L'opinion de MM. Imbeaux et
Launay, qui, lors de ce concours, ont pu s'en rendre compte
sur place, est que les terrains de la vallée de la Garonne sont
argileux.

Il serait peut-être possible de trouver à une assez grande
distance de la ville des terrains propices, mais alors les
longues canalisations et les dépenses consécutives de pompage ne seraient-elles pas prohibitives?

Il faut ajouter qu'un traitement préalable, tel que le dégrossissage par des filtres, permet dans tous les cas d'élever d'une
façon très importante la dose d'irrigation et ainsi d'en faciliter
l'opération.

Les difficultés de l'épandage des eaux d'égout et l'étude des
transformations qui s'accomplissent alors dans le sol ont conduit à rechercher les moyens capables d'obtenir l'épuration
sans être sous la dépendance des situations locales, et de
diminuer autant que possible les surfaces nécessaires; de là
sont nées les *méthodes biologiques artificielles*.

L'épuration des eaux d'égout comprend deux phases : dans
la première on en sépare les matières en suspension, dans la
seconde ou épuration proprement dite on détruit la matière
organique en solution.

Déjà, dans l'épandage, les boues causent un embarras, car
elles colmatent la surface du sol qui ne se laisse plus traverser
par l'eau et on est obligé, par des labourages, de briser cette
enveloppe.

Dans les méthodes biologiques artificielles on a employé
divers procédés pour l'élimination des boues, ce sont : la
décantation, la précipitation chimique et la fosse septique.

La *décantation*, soit par repos, soit par écoulement continu ralenti, a le grave inconvénient de donner des boues en voie de décomposition et par suite très désagréables à manier et à transporter. On peut faire le même reproche au dégrossissage obtenu par les filtres à gravier.

La *précipitation chimique* facilite beaucoup le dépôt des matières en suspension et de plus entraîne certaines matières colloïdales organiques. Mais, si elle donne les meilleurs résultats avec les eaux résiduaires industrielles de composition constante, il n'en est pas de même avec les eaux d'égout de villes. La composition de ces dernières est extrêmement variable dans le cours d'une journée et la précipitation, pour être bonne, doit être produite par une dose de réactif chimique en proportion donnée avec la quantité de matière à précipiter ; il ne paraît pas qu'il existe actuellement un dispositif permettant d'obtenir ce résultat.

La *fosse septique* a d'abord pour rôle de permettre la décantation des matières en suspension par le ralentissement de l'écoulement de l'eau dans cette fosse. Les boues qui s'accumulent au fond ou à la surface de ces fosses fermentent. Sous l'influence des microbes et des diastases qu'ils sécrètent, une partie plus ou moins importante de la matière organique de ces boues se dissout et se gazéifie. Après un certain temps de séjour, les boues des fosses n'ont plus le même aspect et elles sont devenues imputrescibles. On a l'avantage de diminuer le poids des boues à évacuer, 20 pour 100 au minimum et souvent beaucoup plus avec le système séparatif, et de faciliter leur manipulation, car elles ne sont plus offensives ; aussitôt égouttées, elles se dessèchent facilement sans dégager aucune odeur.

L'épuration proprement dite s'opère dans les lits bactériens. Ce sont des sols artificiels qui doivent être composés de matériaux à surface aussi tourmentée que possible, entre lesquels l'air puisse circuler abondamment. L'explication du mécanisme de l'épuration est la suivante : lorsque l'eau, après un traitement préalable qui lui a enlevé toutes les matières en suspension, est déversée en petite quantité sur ces lits, elle ruisselle à la surface des matériaux sur lesquels se fixent, à la manière d'une teinture, les matières organiques solubles qu'elle

contient. Ces matières organiques, lorsque l'eau s'est écoulée,
sont la proie de très nombreuses espèces de microbes qui,
avec l'aide de l'oxygène de l'air, les brûlent et il ne reste plus
comme produits ultimes que l'acide carbonique, l'azote et l'eau
et comme témoins les nitrates et nitrites. Une nouvelle venue
d'eau entraîne ces produits en abandonnant en échange la
matière organique.

Pour que l'épuration soit parfaite il faut que les périodes
de déversement d'eau sur les lits soient réglées de telle façon
que, pendant les périodes d'aération, les microbes puissent
agir complètement. Ceci amène à proportionner l'importance
des lits bactériens à la pollution de l'eau. Pour une eau
d'égout de composition moyenne, on sait actuellement qu'on
peut obtenir une bonne épuration en traitant 1 mètre cube
d'eau par mètre carré de lit bactérien à percolation de 1 m. 50
de hauteur minimum, par 24 heures. Mais comme pendant
certaines heures, à moins de prévoir des appareils régulateurs de débit, l'afflux d'eau est plus important, on doit se
régler sur l'heure la plus chargée et construire des lits en
conséquence. Il peut être aussi avantageux de créer des bassins régulateurs.

La répartition de l'eau à la surface des lits est un problème
assez délicat à résoudre, car tous les systèmes employés
actuellement ont leurs avantages et aussi leurs inconvénients.
Les appareils rotatifs, sprinklers ou tourniquets hydrauliques,
permettent une assez bonne épuration, mais ils sont très coûteux, d'un mécanisme assez délicat; ils cessent de fonctionner
lorsque le vent est contraire ou lorsque le débit est très faible.
à moins d'être munis de réservoirs de chasse. Les appareils
construits sur le principe de la roue hydraulique donnent
une répartition peut-être meilleure, mais ils sont aussi très
coûteux; ils cessent de fonctionner par les faibles débits ou
lorsqu'un obstacle vient à se produire sur le trajet de la roue
directrice, aussi certains de ces appareils (par va-et-vient
sont-ils reliés à une force motrice. Le dispositif adopté à la
station de la Madeleine est plus simple; il se compose de
réservoirs de chasse avec des tuyaux en fonte perforés de
distance en distance de trous à 45°; la répartition est suffisante et les trous se bouchent rarement. On obtient encore

de bien meilleurs résultats en munissant les tuyaux en fonte de becs pulvérisateurs; il est indispensable alors de disposer d'une certaine pression qui est quelquefois coûteuse à obtenir; il faut signaler aussi que les becs doivent être souvent nettoyés.

Quel que soit le dispositif adopté, et si le projet a été bien étudié, on peut obtenir une épuration aussi bonne qu'on peut la désirer pratiquement, comme il a été dit plus haut.

On a reproché aux procédés biologiques artificiels, et aussi souvent à l'épandage, de fournir des effluents peu épurés, bactériologiquement, car ils contiennent encore un grand nombre de germes. Il serait remarquable que les microbes, tels des acteurs dans une comédie, disparaissent aussitôt après avoir rempli leur rôle. On semble aussi oublier les phénomènes d'auto-épuration qui se produisent dans les rivières et les fleuves aux dépens des eaux d'égout brutes. Il y a cependant tout lieu de penser, et c'est ce qui se passe dans la pratique, que dans une eau épurée ensemencée des germes ayant accompli l'épuration, celle-ci s'achèvera rapidement, et qu'ensuite, tout aliment ayant disparu, les microbes cesseront de se reproduire et disparaîtront eux aussi.

A quelle distance du point de déversement ce résultat est-il atteint? C'est ce qu'il n'est pas possible d'indiquer, car une foule de facteurs interviennent : pollution antérieure de l'eau du fleuve, débit, vitesse de l'eau, etc. Dans le cas de Toulouse, il existe à proximité en aval des villes s'alimentant en eau dans la Garonne. Il faut d'abord remarquer qu'une eau de fleuve doit toujours être considérée comme suspecte car elle est exposée à toutes les souillures; aussi doit-on toujours la purifier. La ville de Toulouse rejette actuellement des eaux d'égout au fleuve. Comme on sait par exemple que les urines peuvent renfermer le bacille typhique, il y a de grandes chances pour que ce bacille se soit trouvé déjà dans la Garonne.

On peut cependant se mettre à l'abri de ce reproche, car de nombreuses expériences faites aux États-Unis ont montré que l'addition de quelques milligrammes de chlore par litre d'eau épurée, avec un temps d'action déterminé, permet d'obtenir une eau pratiquement stérile, c'est-à-dire ne contenant

plus qu'un petit nombre de germes saprophytes assez résistants, comme le bacillus subtilis, et en tout cas infiniment
moins peuplée que l'eau du fleuve.

CONCLUSIONS

L'assainissement de la ville de Toulouse peut être réalisé
de la façon suivante :

Le réseau d'égouts actuel recevra uniquement les eaux
de pluies et de fonte des neiges à l'exclusion de toute
eau ménagère, industrielle ou de latrine publique ou privée.
Il sera aménagé de façon à effectuer le drainage du sous-sol.

Un réseau-vanne sera créé de toutes pièces pour l'évacuation de toutes les eaux polluées, eaux ménagères, eaux industrielles, matières de vidange. Il sera établi par sections de
façon à utiliser les pentes naturelles lorsqu'elles seront suffisantes et à éviter de relever un trop grand volume d'eau pour
le conduire à l'usine d'épuration. Les égouts seront bien
ventilés et pourvus de dispositifs pour éviter le reflux des
odeurs dans les habitations. Ils seront balayés à des intervalles suffisamment rapprochés par des chasses de façon à ce
qu'il ne s'y produise de stagnation ou dépôt en aucun point.

L'usine d'épuration sera située dans un quartier peu peuplé,
et à une certaine distance des habitations. Le terrain choisi
aura une superficie permettant de prévoir une extension de
l'installation en rapport avec l'accroissement de la population. Il sera utilement entouré de plantations d'arbres à feuil-
lage persistant.

L'épuration des eaux d'égout sera effectuée suivant les
méthodes biologiques artificielles, c'est-à-dire par fosses
septiques et lits bactériens à percolation. Les fosses septiques
seront en nombre suffisant pour que certaines d'entre elles
puissent être mises hors service pendant les périodes de dragage des boues sans qu'il s'en suive aucune interruption
d'opération. S'il est reconnu utile de les couvrir, il est indispensable que cette couverture ne puisse être un obstacle ou
une gêne à l'enlèvement facile des boues. Il y a lieu de prévoir une surface de terrain suffisante pour l'égouttage et le

séchage des boues. Elles pourront alors être brûlées, mélangées aux gadoues de la ville.

Les lits bactériens seront construits en matériaux présentant la plus grande surface possible et peu sensibles aux influences atmosphériques, c'est-à-dire ne s'effritant que très difficilement. Il faudra régler le choix des appareils de répartition des eaux sur les lits sur le prix de ces appareils et surtout sur leur robustesse et leur facile entretien ; il se portera principalement sur les dispositifs les plus simples.

Si la stérilisation des effluents épurés paraît indispensable, il suffira de recevoir ces effluents, additionnés d'une proportion convenable d'une solution de chlorure de chaux, dans une fosse qui soit de capacité suffisante pour les retenir pendant deux heures à l'heure la plus chargée de la journée. Cette opération pourrait n'être faite qu'à certaines époques de l'année ou lorsqu'il se sera déclaré des maladies infectieuses comme la fièvre typhoïde.

CHAPITRE V

L'épuration des eaux d'égout en Angleterre.

On s'occupe toujours d'une façon très attentive de l'épuration des eaux d'égout en Angleterre, comme le montre le
rapport récent de Hugh Stowell au *Mersey and Irwell Joint
Committee*. Les questions que doit traiter ce Comité sont
différentes de celles soumises aux autorités des États-Unis.
Tandis que 6 nouvelles installations d'épuration ont été mises
en activité pendant les deux dernières années, on a apporté la
plus grande attention à l'amélioration et à l'agrandissement des
installations existantes dans le but de les rendre plus efficaces.
On a ainsi remanié 52 installations municipales et 54 industrielles. On comprendra l'importance de l'épuration dans ce
petit district anglais par ce fait que 88 communes sur 92 ont
des installations en fonctionnement; de plus, sur les 586 usines
pour lesquelles l'épuration des eaux résiduaires est nécessaire,
il n'y en a que 19 qui n'aient pas d'installations pour prévenir
ou réduire la contamination des rivières. Il est intéressant de
noter que, sur les 367 installations industrielles, 297, ou 81 0/0,
donnent des résultats satisfaisants, tandis que seulement
67 0/0 des installations municipales donnent un effluent d'un
degré de pureté admis par le Comité. Ce Comité ne peut pas
prévenir le mauvais fonctionnement des installations, mais il
peut exiger les modifications utiles lorsque l'inefficacité est
démontrée [1].

[1] *Eng. Rec.*, 20 août 1910, p. 199.

Installation idéale d'épuration d'eaux d'égout.

D'après W.-C. EASDALE [1].

L'auteur tire ses enseignements de la visite d'un grand nombre d'installations d'épuration d'eaux d'égout dont les résultats étaient bons et d'autres défectueux.

Il montre d'abord combien certaines autorités locales ou certains propriétaires sont obsédés par l'idée d'économie dans l'établissement des plans et la construction de l'installation et négligent les autres considérations. Le devoir de l'ingénieur est d'expliquer clairement que les constructions économiques deviennent souvent les plus coûteuses par la suite, si on ne se préoccupe en premier lieu de l'efficacité. L'idéal pour l'ingénieur est d'avoir toute liberté pour élaborer son projet, avec la seule condition que l'épuration sera obtenue au degré voulu. L'auteur n'admet pas les concours, ni les estimations préliminaires qui ne sont pas basées sur des prix importants et ne tiennent pas compte des prévisions.

Il faut, pour établir un projet, connaître la nature des eaux à traiter, si elles contiennent ou non des eaux résiduaires industrielles, et le degré d'épuration qui doit être obtenu. Il ne peut être question de plans omnibus qui seraient applicables partout.

Plaidoyer pour l'adoption de termes définis pour les opérations d'épuration des eaux d'égout.

D'après BOLTON [2].

L'auteur fait observer que, dans les nombreux travaux parus sur l'épuration des eaux d'égout, on remarque l'emploi de termes très différents pour les diverses opérations. Les résultats sont exprimés en grains par gallon, en parts pour 100 000 ou pour 1 million, les témoins de pureté sont choisis d'après

[1] *San. Rec.*, 10 mars 1910, p. 222.
[2] *San. Rec.*, 5 mars 1910, p. 191.

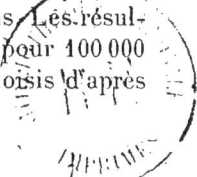

CALMETTE. — VI.

l'oxygène absorbé, l'azote albuminoïde, le rapport de l'azote oxydé et non oxydé, l'oxygène dissous, l'épreuve d'incubation, les nitrates, l'épreuve bactériologique ou celle du poisson. Il est par suite impossible de comparer les diverses méthodes d'épuration entre elles.

Dans certains cas on donne le volume d'eau traitée par yard carré ou par acre de lit bactérien. Cette indication n'a de valeur que si on en donne en même temps la profondeur, et il serait désirable que les volumes soient rapportés au yard cubique.

Les ingénieurs ont adopté des mesures types pour les machines et leurs pièces : il serait utile qu'il en soit de même dans les dispositifs d'épuration.

Le prix du traitement est souvent calculé d'une façon défectueuse par rapport au volume de l'eau d'égout, celle-ci étant de composition toute différente suivant les villes et dans une même ville suivant les années.

L'auteur pense qu'on doit adopter des méthodes types d'analyses et une manière uniforme d'exprimer les résultats, par exemple en parts pour 100 000 (on passe aux grains par gallon ou aux parts pour 100 000 en multipliant par 0,7 ou inversement en divisant par 0,7). Les volumes d'eau traitée sur les lits bactériens seront exprimés en gallons par yard cubique de matériaux. Cette même unité sera avantageusement employée pour la description des constructions.

Il estime que le coût du traitement doit être calculé par habitant ([1]).

Méthodes d'épuration des eaux d'égout.

5e rapport de la Commission royale anglaise. — Appendice IV (1910).

Les conclusions générales du 5e rapport de la Commission royale anglaise ont été analysées dans un précédent volume ([2]). Nous pensons cependant qu'il est utile de revenir sur certaines

([1]) Il est à souhaiter que les propositions de M. Bolton soient acceptées; cela faciliterait surtout aux étrangers la lecture des publications anglaises.
([2]) Ces Recherches, 4e vol. p. 150.

études qui viennent de paraître in-extenso dans le 4ᵉ appendice.

Stérilisation des eaux d'égout épurées. — Le Dʳ *Houston* appelle l'attention sur les expériences qu'il a entreprises sur ce sujet, et dans ses conclusions figurent les prix de revient des opérations. Pour stériliser les eaux d'égout épurées on peut employer 4 méthodes :

La *chaleur* permet d'obtenir la stérilisation, soit partielle à 65° (suffisante pour détruire le B. coli), soit complète à 100°. Ce procédé est utilisé pour les eaux potables et on sait qu'on récupère une partie de la chaleur par l'eau qui sert à refroidir l'eau stérilisée. Le coût de cette opération est assez difficile à évaluer, il peut être de 5 fr. 50 à 55 francs par mille mètres cubes, ce dernier étant plus près de la vérité.

La stérilisation par l'*ozone* peut être parfaite, mais elle est très coûteuse même dans les conditions les plus favorables. Pour que le prix soit le plus réduit il est nécessaire que l'effluent soit parfaitement épuré et exempt de matières en suspension ; il variera de 5 fr. 50 à 55 francs pour mille mètres cubes, probablement de 12 à 22 fr. 50.

La *filtration par le sable* permet, comme on sait, seulement l'élimination d'une partie des microbes de l'eau. Les essais de Dorking et de Leeds ont montré qu'il restait dans l'effluent des filtres un nombre de germes trop grand pour donner une sécurité suffisante.

Parmi les *composés chlorés*, l'auteur a choisi l'*hypochlorite de soude* (Chloros). Les résultats de ses expériences sont les suivants :

1° La quantité de chlore nécessaire pour stériliser une eau d'égout épurée dépend de sa composition et de la durée de l'action ; la lumière et la température ont aussi une influence ;

2° Pour un effluent non putrescible (oxygène emprunté au permanganate en 4 heures et azote albuminoïde moindres que 11 milligrammes par litre) et contenant moins de 50 milligrammes de matières en suspension par litre, avec une durée de contact de dix heures, la quantité de chloros (produit contenant 18 0/0 de chlore actif) nécessaire pour détruire le B. coli (dans 1 cc. d'effluent) varie de 1 à 10 pour 100.000, mais souvent 2 à 4 pour 100.000 suffiront.

Au prix de 0 fr.275 le litre de réactif, l'opération revient de 2 fr. 75 à 27 fr. 50 pour mille mètres cubes, probablement de 5 fr. 50 à 11 francs et dans les conditions les plus favorables il n'excédera pas 5 fr. 50 pour 1000 mètres cubes ;

3° Si la durée de contact est réduite à 1 heure, il est probable que la dose devra être de 1 pour 10.000 entraînant une dépense de 27 fr. 50 par 1000 mètres cubes;

4° Si la durée de contact n'est que de 6 minutes la dose approximative sera probablement de 1 pour 2.500 avec un prix de 110 francs par mille mètres cubes ;

5° Une dépense d'environ 5 fr. 50 par mille mètres cubes n'est pas excessive ; lorsque les conditions l'exigent on peut quelquefois la porter de 5 fr. 50 à 55 francs, mais lorsqu'elle dépasse cette somme, le traitement ne peut pas être recommandé ;

6° La stérilisation d'un effluent bien clarifié et bien oxydé est une mesure réalisable pratiquement lorsque les circonstances l'exigent. Les bassins devront permettre 1 heure au moins et de préférence 10 heures de contact de l'eau avec le réactif.

Lorsque la dose de chlore employée ne dépasse pas celle nécessitée pour la stérilisation, et lorsque la durée de contact est suffisamment prolongée pour détruire l'excès de réactif, il n'y a pas de danger pour la vie des poissons.

Expériences de Eric H. Richards à Dorking. — La comparaison des 5 méthodes de traitement préliminaire d'eau d'égout a donné les résultats suivants :

La réduction des matières en suspension des eaux d'égout était pratiquement la même par la décantation avec écoulement continu qu'avec la fosse septique. Pendant les temps chauds d'été, l'effluent de la fosse septique contenait beaucoup plus de matières en suspension que l'eau d'égout décantée, mais, durant le reste de l'année, il en contenait plutôt moins.

La précipitation avec écoulement continu donna un liquide qui renfermait les 2/3 des matières en suspension des autres effluents ; il pouvait en être traité sur lits bactériens environ un volume double de celui de ces derniers.

Les poids de boues produites par ces 3 procédés sont dans le rapport suivant :

	Décantation.	Précipitation.	Fosse septique.
Humides	5	5	1
Sèches	2	2,5	1

Emploi des boues d'eaux d'égout comme engrais. — Les résultats de deux années d'expériences ont permis à M. J. A. Voelcker de tirer les conclusions suivantes :

1° Pour les cultures de blé, en employant les boues en quantités correspondantes à 45 kilogrammes d'azote à l'hectare, on obtient un accroissement de poids de grain et de paille de 10 à 12 °/₀ sur les récoltes obtenues dans les terres non additionnées d'engrais ;

2° Pour la première récolte, cet accroissement serait inférieur de 5 à 6 °/₀ à celui qu'on obtient par l'emploi des engrais artificiels employés en quantités correspondantes aux éléments fertilisants des boues ;

3° Après une première récolte de blé, les boues, comme les engrais artificiels équivalents, ne laissent pratiquement aucun élément fertilisant pour une seconde récolte de blé ;

4° Parmi les différentes boues expérimentées, celles qui produisent le plus grand avantage pour une récolte de blé, et qui manifestent encore leur effet pour une seconde récolte de blé sont celles qui sont le plus humides et qui contiennent beaucoup de chaux ;

5° La matière organique azotée ne permet pas de déterminer la valeur d'une boue, car elle est inerte et doit être décomposée sous l'action de la chaux.

6° La valeur des boues expérimentées n'est pas supérieure à 12 fr. 50 la tonne livrée à la ferme même, si l'on tient compte de la seconde récolte obtenue après une seule application.

BELFAST[1]. — Des études ont été entreprises à Belfast sur les lits d'ardoise de Dibdin, dont nous avons déjà parlé

[1] D'après *Surveyor*. 1909, vol. XXXV, p. 587 et 625 et *Wasser und Abwasser*, vol. II, n° 5, p. 159.

dans nos précédents volumes([1]), pour se rendre compte de
l'efficacité de ces lits pour la séparation des matières en suspension dans l'eau d'égout et de la diminution du colmatage
des lits bactériens après le traitement sur ces lits d'ardoise.
Les essais ont été faits à la station d'épuration de Devizes, qui
reçoit en moyenne 900 mètres cubes d'eaux d'égout concentrées, dont 66 à 70 pour 100 proviennent de brasseries, d'abattoirs, etc. L'installation comprend des lits bactériens discon-
tinus à double contact. Les lits de premier contact sont
constitués par des lits d'ardoise formés de plaques d'ardoise
disposées à 5 centimètres d'écartement vertical et séparées
par des fragments d'ardoise. La plaque d'ardoise la plus basse
est à 15 centimètres du fond du lit : la profondeur totale des
lits est de $1^m,20$, leur volume de 220 et 400 mètres cubes. Les
lits de 2e contact sont formés de coke fin et ont les mêmes
dimensions que les précédents.

L'eau arrive sur les lits d'ardoise sans avoir subi aucun
traitement préalable. Si l'eau est concentrée, elle reste au
repos pendant deux heures dans les lits de premier contact; si
elle est diluée, une heure de repos suffit. Les lits sont remplis
sur une hauteur de 90 centimètres et leur remplissage exige
encore trois heures pendant le jour et six heures pendant la
nuit. Au début de la vidange, on voit s'écouler une certaine
quantité de boues noires diluées; au bout de dix minutes,
l'effluent est plus clair; cependant si la vidange se fait trop
rapidement le liquide reste trouble. Cette opération demande
environ trois heures et demie, et quand le lit est presque vide,
il faut avoir soin de fermer avant que la boue déposée au fond
du lit ne soit entraînée. En surveillant la vidange avec soin,
on arrive à séparer à peu près complètement l'eau claire de la
boue.

L'examen d'échantillons prélevés avant et après passage
sur les lits d'ardoise a montré que ce traitement retient
66 pour 100 des matières en suspension dans l'eau brute, soit
à peu près le même chiffre que le traitement en fosse septique
ou en bassins de décantation. On a pu calculer que sur
96,8 tonnes de matières sèches en suspension qui entrent

([1]) Vol. III, p. 85 et vol. IV, p. 102.

annuellement dans le lit, on retrouve environ 41 tonnes :
55,8 tonnes ont donc disparu par traitement sur les lits d'ardoise. On recueille environ, dans une année, 981 mètres cubes
de boues liquides qui donnent 82 tonnes de boues séchées à
l'air, sans odeur nauséabonde. Ces boues renferment 1,5
pour 100 d'azote, ce qui correspond à 3,3 pour 100 de la
matière sèche.

Ces expériences ont montré en outre que l'emploi des lits
d'ardoise de Dibdin ne donne lieu à aucune mauvaise odeur.
Les boues obtenues renferment beaucoup d'êtres vivants, de
bactéries, de vers, etc.; elles ressemblent à de l'humus et ne
dégagent aucune odeur.

ILFORD([1]). — L'installation d'épuration d'Ilford doit traiter environ 10 000 mètres cubes d'eau par jour, provenant de
80 000 habitants. Ces eaux sont entièrement ménagères. Elles
passent d'abord à travers une grille mobile qui enlève les gros
corps flottants, puis à travers deux grilles fixes (écartement
des barreaux : 12 à 18 millimètres) et deux fosses à sable de
10 mètres $\times$ 4 mètres $\times$ 1 mètre. Le nettoyage de ces fosses
se fait chaque semaine au moyen d'un éjecteur Shone.

L'eau passe alors dans 5 fosses septiques couvertes, d'une
contenance totale de 11 000 mètres cubes : la vidange de l'eau
s'y fait par flotteurs, l'évacuation des boues par des éjecteurs
Shone. Les boues sont envoyées sur des lits de drainage.

L'effluent des fosses septiques se rend aux lits bactériens,
au nombre de 10; chacun de ces lits a une superficie de
1000 mètres carrés et une profondeur de 1^m,50. Ils sont constitués par 3/4 de scories et un quart de coke. La répartition
de l'eau s'y fait au moyen d'un système de gouttières recouvertes sur 10 centimètres de hauteur par les matériaux du lit.
Le travail est réglé de telle sorte que chaque lit fonctionne
neuf semaines et reste une semaine au repos : il y a donc toujours un lit qui ne travaille pas. Chaque lit est rempli deux fois
par jour.

L'installation comprend en outre 5 lits bactériens d'orage :

([1]) D'après SHAW (Surveyor, 1909, vol. XXXV, p. 557) et Wasser und Abwasser, vol. II, n° 3, p. 141.

chaque lit a une superficie de 5 200 mètres carrés et une profondeur de 0^m,90.

KINGSTON ON THAMES [1]. — Il est des cas où les méthodes biologiques ne sont pas applicables, par exemple lorsque l'eau d'égout contient des proportions considérables d'eaux résiduaires industrielles ou lorsque la station d'épuration doit être établie à proximité des habitations.

A Kingston, les 9000 mètres cubes d'eau d'égout journaliers doivent être désodorisés, épurés et déversés dans la Tamise, dans un espace restreint entouré par un parc et des habitations. Aussi a-t-on adopté un procédé chimico-bactérien. On traite d'abord les eaux par un mélange d'argile, de charbon de bois et d'alumino-ferrique. Le liquide clarifié par décantation continue est alors épuré sur les lits bactériens de simple contact et sur filtres percolateurs.

Les boues de précipitation sont passées au filtre-presse et vendues comme engrais au prix de 2 fr. 50 la tonne prise à l'usine. La vente est garantie par un contrat de 5 années.

Le coût du traitement peut être comparé à celui de l'épuration par fosses septiques et lits bactériens.

LEEDS [2]. — La plus grande partie des eaux résiduaires de Leeds (410000 habitants) est épurée dans l'installation de Knostrop où on a disposé de nouvelles pompes, de nouvelles presses à boues, des râteaux, des grues électriques et de nouveaux bassins pour la précipitation chimique. L'installation d'essais d'épuration biologique a été abandonnée [3].

L'eau d'égout est envoyée dans les bassins de précipitation où on l'additionne de 8 : 100000 de lait de chaux. La boue précipitée, qui renferme 90 0/0 d'eau, est mélangée de 1 0/0 de chaux sèche et pressée à la presse. On obtient ainsi des gâteaux à 58 0/0 d'eau. L'effluent des bassins de précipitation s'écoule directement à la rivière. La boue est livrée par chemins de fer, canaux et voitures aux agriculteurs. Comme la

[1] San. Rec., 15 mai 1909, p. 439.
[2] D'après Hart, Geo, Oldroyd, City of Leeds, Sewage disposal. Annual report for the year ending, 31 March 1909, et Wasser und Abwasser, vol. II, n° 2, p. 68.
[3] Voir notre volume II, p. 108.

demande en est assez irrégulière et dépend de l'époque de l'année, on a fait un contrat avec une maison de commerce qui doit enlever toutes les boues qui restent et les enterrer en un lieu approprié. Aux environs de Leeds, la ville fait visiter les agriculteurs par des agents qui leur donnent des renseignements sur l'utilisation des boues comme engrais.

Le personnel de l'installation comprend un directeur, deux chimistes, un secrétaire et soixante-deux ouvriers. On traite chaque jour en moyenne 70 000 mètres cubes d'eau. Les quantités de boues obtenues sont les suivantes : dans les fosses à sables, 6, 7 tonnes par jour, soit 95 kilogrammes par 1000 mètres cubes d'eau; dans les râteaux, 4,25 tonnes par jour, soit 61 kilogrammes par 1000 mètres cubes d'eau; dans les bassins de précipitation, 560 tonnes de boues fraîches par jour, soit 90 tonnes de boues pressées. Dans l'année, les bassins de précipitation livrent 21 500 tonnes de boues pressées, dont les deux tiers vont à l'agriculture : le reste est enterré. La quantité de chaux employée pour la précipitation et le pressurage, en huit mois d'exploitation, a atteint 1652 tonnes.

L'installation de Rodley épure les eaux de quelques faubourgs de Leeds, environ 17 000 habitants. Elle comprend la fosse à sable, une fosse septique ouverte, et deux lits bactériens percolateurs de 25 mètres sur 56 mètres. L'eau épurée est ensuite traitée par l'épandage. On épure ainsi par jour environ 1800 mètres cubes; l'installation occupe sept ouvriers.

Une nouvelle installation d'épuration est projetée pour la ville de Leeds qui a fait l'acquisition dans ce but d'un terrain de 240 hectares; un emprunt de 50 millions doit assurer l'exécution de ce projet.

LEIGH ([1]). — Les canalisations de la ville de Leigh (47 000 habitants) sont établies d'après le système unitaire : les eaux d'égout se rendent au champ d'épuration en grande partie par gravitation; elles y sont additionnées de lait de chaux et d'alun de fer dans 8 bassins de précipitation de

---

([1]) D'après 57th. Annual Report of the Local Government Board. Supplément Report of the Medical Officer, London, 1909, et Wasser und Abwasser, vol. II, n° 5, p. 221.

56 m. × 12 m. × 1 m. 80, renfermant environ 6800 mètres cubes. Les boues précipitées sont enlevées chaque semaine, pressées et vendues aux agriculteurs. L'eau ainsi partiellement épurée est alors soumise à l'épandage sur 45 hectares de terres en grande partie incultes, en petite partie cultivées. Trois lits supplémentaires de 12 hectares servent de lits d'orage. L'eau s'écoule alors à la rivière, parfaitement épurée.

LEICESTER ([1]). — Peu de villes possèdent une installation aussi importante que celle de Leicester. Elle couvre une surface de 692 hectares dont 534 en location. La surface utilisable pour l'irrigation de l'eau d'égout est 498 hectares dont 88 de terre labourable, 129 de rye grass et le reste en prairies anciennes. Le volume d'eau d'égout journalier est de 40320 mètres cubes, volume égal environ à 25 millimètres de pluie en 24 heures. Pendant les fortes pluies le volume peut être porté à 90 000 mètres par jour. L'eau est relevée par des pompes en trois stations à 51 et 54 mètres.

Il y a maintenant 4 hectares 8584 mètres carrés de lits bactériens de 1er contact.

L'eau est d'abord reçue dans 7 bassins de sédimentation d'une capacité totale de 8172 mètres cubes. Dans ces bassins et par son passage à travers les lits bactériens on obtient au moins 50 0/0 d'épuration, qui est achevée par irrigation terrienne. Les lits ont été construits de différents matériaux pour éviter la désagrégation, soit 80000 tonnes de scories, de granit cassé, etc. La capacité totale pour l'eau des lits est de 2500 mètres cubes, et, bien qu'ils aient été remplis de 1500 à 2000 fois, ils ne présentent pas de colmatage.

Les boues sont pompées des bassins et déversées sur la terre arable. Le colmatage produit par l'irrigation de l'eau d'égout brute sur le sol est évité, et les effluents sont maintenant très satisfaisants.

Le pourcentage d'épuration est de 99 0 0 pour les matières en suspension et environ 94 0/0 pour l'oxygène absorbé. Le coût de l'installation a été de 10 632 175 francs et les frais de fonctionnement annuels sont de 0 fr. 35 par habitant.

([1]) *Sanit. Rec.*, 7 juillet 1910, p. 7.

Pendant l'hiver, 80 hommes sont employés et pendant la moisson leur nombre est porté à 140. Aux trois stations de pompage et aux lits bactériens 56 hommes sont employés toute l'année. On nourrit de 1000 à 1200 bœufs en été et 650 à 700 en hiver; on en vend environ 800 par an. Les cultures sont : fèves, blé, avoine et racines.

MALVERN ([1]). — L'épuration des eaux résiduaires de Malvern s'effectue, pour une faible partie, par décantation suivie d'épandage, et pour la plus grande partie, par fosse septique et lits bactériens continus. Cette dernière installation doit traiter 2700 mètres cubes par jour et elle comprend deux fosses septiques en béton armé de 2200 mètres cubes, deux lits bactériens circulaires de 30 et 40 mètres de diamètre et d'autres lits bactériens rectangulaires de 67 m × 30 m., sur lesquels la répartition de l'eau se fait par becs pulvérisateurs. L'effluent est traité soit sur les lits circulaires, soit sur les lits rectangulaires, mais ces derniers n'ont jamais donné d'aussi bons résultats que les lits circulaires, probablement par suite d'une répartition moins parfaite de l'effluent.

MANCHESTER. — Le dernier rapport du *Rivers · Committee* donne le résultat des opérations d'épuration aux quatre stations pour l'année finissant le 30 mars 1910. La description de ces stations ayant été donnée dans les volumes précédents, nous indiquerons seulement ici les modifications et les études auxquelles elles ont donné lieu.

WITHINGTON ([2]). — Le coût total du traitement a été abaissé cette année à 8 fr. 97 au lieu de 12 fr. 55 par 1000 mètres cubes l'an dernier.

Le volume moyen d'eau d'égout traité par jour a été de 21570 mètres cubes, soit 250 litres minimum à 510 litres maximum par habitant, en augmentation sur les chiffres de l'année précédente.

La quantité des boues déposées dans les bassins de décan-

---

[1] D'après *Surveyor*, 1909, p. 679, 685 et 688 et *Wasser und Abwasser*, vol. II, n° 2, p. 81.
[2] Voir ces Recherches, vol. III, p. 222 et vol. V, p. 126.

tation a été de près de 12 000 tonnes, soit 1 kilog. 420 par mètre cube d'eau d'égout.

Les résultats d'épuration obtenus pendant l'année 1909-1910 sont donnés dans le tableau I.

TABLEAU I. **Withington.**

	EAU BRUTE	EFFLUENT DES BASSINS DE DÉCANTATION	LITS BACTÉRIENS		EAUX D'ORAGE		EFFLUENT MOYEN
			1er CONTACT	2e CONTACT	EFFLUENT DES BASSINS DE DÉCANTATION	LIT	
Oxygène absorbé en 4 heures	47,7	34,5	14.2	8.4	25.9	10.9	8.9
Oxygène absorbé en 5 minutes :							
Avant incubation.	"	"	6.0	5,7	"	4.7	4,0
Après incubation.	"	"	15,1	5.5	"	8,5	
Ammoniaque	26,8	26,1	15.1	8.4	21,6	14.2	9,7
Azote albuminoïde. .	7,5	5.4	2.2	1,55	4.2	1.8	1,4
Nitrites en ammoniaque. .	-	"	0.2	0.14	"	0,2	0,14
Nitrates.	"	"	4.8	9.2	"	2.7	7.2
Putrescibilité	"	"	26½/58	½.59	"	17½/59	"
Volume traité par m² de surface par jour en litres.	"	"	652			665	

Le volume actuellement traité par double contact est la moitié de celui indiqué, soit 526 litres par m² et par jour. Les lits ont environ 1 mètre de profondeur.

ÉPURATION EFFECTUÉE 0,0.

Oxygène absorbé en 4 heures par rapport à l'eau brute.				81,5
—	"	—	à l'effluent des bassins.	74,1
Azote albuminoïde	"	—	à l'eau brute.	81,4
—	"	—	à l'effluent des bassins.	75,7

Bien que la composition des effluents fût satisfaisante, on a remarqué le développement quelquefois considérable d'organismes inférieurs qui ont été étudiés au laboratoire.

Les plus fréquemment rencontrés sont des infusoires, le *Carchesium Lachmanni* voisin des vorticelles, et des bactéries les plus grandes, le *Leptomitus lacteus*.

Le Carchesium abonde principalement pendant la saison

chaude et le Leptomitus pendant les mois froids. L'aspect et le mode de reproduction du Carchesium sont montrés dans la figure 25. Le temps pour obtenir le dédoublement d'un individu (I à V) est seulement de 1 heure 1/2 environ. La deuxième partie de la figure (VI à X) montre le développement du pédoncule lorsqu'un individu passe de la forme libre à la forme fixée.

Le Leptomitus est un organisme beaucoup plus inférieur;

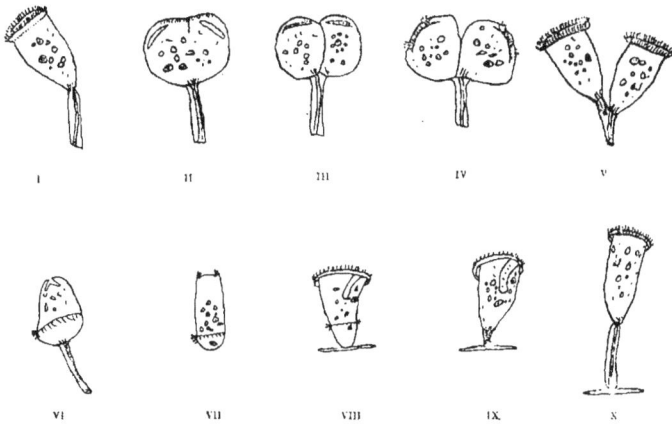

Fig. 25. — Reproduction du Carchesium Lachmanni.

il se présente en longs filaments à contractions caractéristiques et a été trouvé en masses dans l'eau d'égout brute.

Les recherches de laboratoire ont établi que le Carchesium, bien qu'il ne puisse vivre dans les eaux très impures, exige cependant pour son développement une certaine quantité de matières organiques. Il est probable qu'il ne peut pas proliférer dans un effluent parfaitement oxydé, mais un effluent assez épuré pour ne plus être putrescible permet sa culture.

On a fait aussi des observations intéressantes de développements spontanés d'organismes dans des échantillons d'eaux d'égout prélevés dans des flacons stériles et à l'abri de l'infection par l'air; on a même remarqué quelques vers qu'on trouve aussi dans les lits bactériens.

Moss-side ([1]). — Cette station sera supprimée par la suite, car on étudie le remaniement des égouts pour conduire les eaux à Davyhulme.

Les dépenses pour l'année 1909-1910, diminuées des recettes (vente des récoltes 4381 fr. 25), se sont élevées à 38677 fr. 30.

Gorton. — Depuis 1909 le district urbain de Gorton a été réuni à la ville de Manchester.

La méthode d'épuration consiste dans la précipitation chimique par l'aluminoferric, suivie du traitement d'une partie de l'eau clarifiée sur des lits bactériens. Le reste est additionné de chlorure de chaux avant d'être rejeté au ruisseau. Les boues sont pressées après mélange avec la chaux; on en produit environ 60 tonnes par semaine, qu'on ne peut vendre dans les environs.

Davyhulme ([2]). — Le volume moyen d'eau d'égout a été de 166574 mètres cubes par jour, soit 222 litres minimum à 340 litres maximum par habitant. Sur ce volume 93,8 0/0 ont été traités, le reste est l'excédent lorsque le débit est porté à plus de 5 fois le débit de temps sec.

L'extension continuelle du « tout-à-l'égout » change progressivement la composition de l'eau, surtout par augmentation de la proportion des corps azotés.

Les résultats d'épuration sont montrés par les analyses résumées dans les tableaux II, III, IV et V.

Les dépenses totales pour l'année 1909-1910 se sont élevées à 306000 francs, soit 5 fr. 06 par 1000 mètres cubes, sur lesquelles 241350 francs ont été employés pour renouvellement des lits bactériens, ce qui réduit le coût du traitement à 1 fr. 06 par 1000 mètres cubes.

Les lits d'orage ont reçu pendant l'année en moyenne par jour 52432 mètres cubes d'eau après décantation dans des bassins où elle a abandonné environ 56 0/0 de la quantité totale des boues produites dans l'installation.

Les fosses septiques ont reçu en moyenne 124000 mètres

[1] Voir ces Recherches, vol. V, p. 127.
[2] Voir ces Recherches, vol. II, p. 114; vol. V, p. 125.

cubes d'eau par jour. On en a extrait 122 350 tonnes de boues

TABLEAU II. — **Lits de premier contact.**

	EAU BRUTE	EFFLUENT DES FOSSES SEPTIQUES	EFFLUENT DES LITS		ÉPURATION 0/0.	
			MINIMUM	MAXIMUM	EFFLUENT DES FOSSES	EAU BRUTE
Oxygène absorbé en 4 heures.	96,4	69,3	20,0	38,8	45 à 71	60 à 79
Oxygène absorbé en 5 minutes :						
avant incubation. . .	"	"	10,8	21,6	"	"
après incubation	"	"	10,4	28,3	"	"
Ammoniaque.	55,8	38,9	27,2	52,1		
Azote albuminoïde	10.4	6,0	2,0	3,8	54 à 67	64 à 81
Nitrites en ammoniaque.	"	"	0,21	0,14	"	"
Nitrates "	"	"	1,7	1,3	"	"
Putrescibilité.	"	"	57½/145	126/152	"	"
Volume d'eau traité par jour et par m² de surface en litres. 515					513	672
Volume d'eau traité par jour et par m² de scories en litres. 504					504	644

soit 2 kilog. 75 par mètre cube. Cette augmentation sur les

TABLEAU III. — **Lits de deuxième contact.**

	1ᵉ CONTACT	2ᵉ CONTACT	ÉPURATION 0.0	
			1ᵉ CONTACT	EAU BRUTE
Oxygène absorbé en 4 heures.	58,5	12,1	69	87
Oxygène absorbé en 5 minutes :				
avant incubation.	21,6	5,8	"	"
après incubation	29,9	4,8	"	"
Ammoniaque	54,4	12,5	"	"
Azote albuminoïde.	4,0	1,4	64	86
Nitrites en ammoniaque.	0,	0,14	"	"
Nitrates	0,7	15,3	"	"
Putrescibilité	107½/120	1/120	"	"
Volume d'eau traité par jour et par m² de surface . . . . . . 616 litres.				
— m³ de scories. . . . . . 661 litres.				

années précédentes provient de fermentations peu actives par

TABLEAU IV. — **Lit secondaire à percolation.**

	LIT DE 1er CONTACT	LIT A PERCOLATION	ÉPURATION 0/0	
			1er CONTACT	EAU BRUTE
Oxygène absorbé en 4 heures.	54,2	13,5	61	86
Oxygène absorbé en 5 minutes :				
avant incubation.	19,5	6,7	»	«
après incubation.	25,7	5,5	»	»
Ammoniaque.	50,4	18,0	•	»
Azote albuminoïde	5,4	1,4	58	86
Nitrites en ammoniaque	tr.	0,4	»	»
Nitrates —	0,7	10,1	»	»
Putrescibilité.	75½/87	1/87	»	»

Volume d'eau traité par jour et par m² de surface. . 394 litres.
— — et par m³ de matériaux. 519 litres.

suite d'un été humide et comparativement froid. Par contre

TABLEAU V. — **Lits d'orage.**

	EAU BRUTE	EFFLUENT DES BASSINS	EFFLUENT DES LITS	ÉPURATION 0/0	
				EFFLUENT DES BASSINS	EAU BRUTE
Oxygène absorbé en 4 heures.	96,4	66,5	55,7	49	65
Oxygène absorbé en 5 minutes :					
avant incubation	»	»	18,6	»	»
après incubation.	»	»	20.0	»	»
Ammoniaque..	55,8	52.1	24,7	»	»
Azote albuminoïde..	10,4	5,0	5,0	42	71
Nitrites en ammoniaque	»	»	0,2	»	»
Nitrates —	»	»	5,5	»	»
Putrescibilité	•	»	81/150	»	»

Volume d'eau traité par m² et par jour. . . . . 585 litres.
— par m³ de scories. . . . . 464 litres.

il en est résulté une diminution considérable dans la quantité de matières en suspension contenues dans l'effluent des fosses septiques, d'où une diminution de travail pour entretenir la surface des lits de premier contact.

Le volume d'eau moyen traité sur les lits de premier contact a été de 650 litres par mètre cube de matériaux et par jour. Les lits de deuxième contact ont fonctionné comme précédemment.

Par suite d'arrêts de fonctionnement le lit bactérien percolateur a reçu seulement environ 130 litres par mètre cube de matériaux pendant le 2e semestre. On a remarqué qu'il est préférable de ne pas mettre à la surface des lits des matériaux trop fins, on a remplacé ceux qui mesuraient 5 à 6 millim. par d'autres de 4 à 10 millimètres.

MELTON MOWBRAY ([1]). — L'accroissement de la population et l'installation de nouvelles industries ont amené la municipalité de Melton Mowbray à construire une nouvelle installation pour l'épuration des eaux d'égout, et à contracter pour cela un emprunt de 500.000 francs.

Les eaux sont pompées dans quatre fosses septiques circulaires à fond conique élevées de 5m,60 au-dessus du niveau du sol, leur profondeur totale est de 8m,70. L'effluent de ces fosses est distribué sur une première série de lits percolateurs au moyen d'appareils mobiles automatiques. Le liquide passe alors dans des petits bassins pour permettre la décantation des matières en suspension entraînées, puis est distribué sur six lits percolateurs circulaires au moyen d'appareils rotatifs.

Les premiers lits ont 94m,50 de long sur 3m,10 de profondeur, ils sont construits de scories ferrugineuses de grosses dimensions. Les lits circulaires ont chacun 24m,45 de diamètre, les matériaux qui les composent sont plus fins.

Entre le point d'écoulement des lits secondaires et la rivière, on trouve des terrains qui pourront recevoir les effluents si cela est nécessaire.

NORWICH ([2]). — On sait que, pour diminuer le travail d'oxydation des lits bactériens, il est bon d'éliminer rapide-

[1] *Sanit. Rec.*, 14 juillet 1910, p. 26.
[2] D'après Collins (*Surveyor*, 1909, vol. XXXV, p. 650 et *Wasser und Abwasser*, vol. II, n° 2, p. 70).

ment la plus grande partie des matières colloïdales, et c'est dans ce but, que O. Travis a imaginé la fosse septique spéciale appelée « Hydrolytic Tank » et déjà décrite dans un de nos précédents volumes ([1]). Ce système réalise : 1° une séparation rapide des matières en suspension et colloïdales, de sorte que l'eau d'égout ne séjourne pas au contact de ces matières et ne se charge pas de gaz et de produits de putréfaction ; 2° une augmentation de la précipitation des fines matières en suspension grâce aux actions attractives de surface qui sont produites par les parois de la fosse et les cadres de bois qu'on y place ; 5° une évacuation des boues déposées et de la croûte superficielle qui surnage, sans qu'il y ait diminution du volume du bassin de décantation.

Une application de ce système a été faite à Norwich. L'installation de Norwich comprend quatre bassins d'une capacité totale de 15 500 mètres cubes. Chacun de ces bassins est divisé longitudinalement en trois parties qui communiquent ensemble par des ouvertures ménagées dans la paroi. Les deux parties extérieures constituent les chambres de sédimentation : les murs intérieurs de ces chambres sont perforés d'ouvertures par lesquelles les boues tombent peu à peu dans la partie centrale qui est la chambre de liquéfaction. Au milieu des deux chambres de sédimentation sont suspendus, à 25 mètres d'intervalle, des grilles en bois formant cadre, qui ont pour but d'attirer les fines matières en suspension et de provoquer une certaine coagulation des colloïdes. Les quatre cinquièmes de l'eau s'écoulent par les chambres de sédimentation ; un cinquième seulement pénètre dans la chambre de liquéfaction. Les orifices d'évacuation de l'eau sont calculés de telle sorte que celle-ci séjourne environ trois heures dans les chambres de sédimentation et douze heures dans la chambre de liquéfaction. L'effluent de cette dernière chambre renferme toujours quelques matières en suspension : on le purifie dans un bassin qui porte, comme les chambres de sédimentation, des cadres de bois formant grille pour retenir les colloïdes. L'eau y arrive par le bas et s'écoule par le haut, au moyen d'un déversoir, après quatre heures de séjour.

[1] Tome II, p. 100.

L'espace utile de la chambre de liquéfaction est facilement déterminé par ce fait que le fond de cette chambre est constitué par un certain nombre d'entonnoirs dont la paroi est assez inclinée pour que la boue puisse s'écouler, sous la simple pression de l'eau, quand on ouvre l'orifice de décharge placé au fond. Les boues évacuées sont enterrées.

Les dépenses de construction des Tanks hydrolytiques de Norwich se sont élevées à peu près de 200 000 francs, soit 2 francs environ par habitant. Le traitement des boues est coûteux et occasionne une dépense de 10 000 à 12 000 francs par an.

SHEFFIELD ([1]). — Dans les nouvelles installations d'épuration des eaux d'égout, dont une partie a été inaugurée en octobre 1909, les procédés biologiques remplacent la précipitation chimique par la chaux.

En 1886, les égouts de la ville furent complétés et l'épuration des eaux fut installée, au moyen de la précipitation par la chaux suivie de filtration au coke après aération sur des déversoirs. On estimait à cette époque le volume des eaux à 45 000 mètres cubes par jour par temps sec avec un maximum de 100 000 mètres cubes. La quantité de boues produite par semaine était de 800 à 1000 tonnes qu'on enfouissait dans la terre.

Bien qu'alors les résultats d'épuration fussent comparables à ceux obtenus dans les grandes villes d'Angleterre, sous l'impulsion des pouvoirs publics, des expériences furent tentées pour en obtenir de meilleurs. En effet la composition et le volume des eaux d'égout étaient changés par suite de l'extension du tout à l'égout et de l'augmentation de la population de la ville qui est passée de 304 720 habitants en 1886 à 470 000 actuellement.

On pensa d'abord à l'irrigation terrienne, mais on dût y renoncer aussitôt par suite de la situation de la station et de la nature du sol ainsi que de la surface limitée dont on pouvait disposer. Le rejet à la mer fut aussi abandonné à cause de la dépense considérable des canalisations estimée à 24 250 000 frs.

[1] *Eng. Rec.*, 1ᵉʳ janvier 1910, p. 15.

Les premières expériences consistèrent dans le traitement de l'eau d'égout précipitée par la chaux sur des lits bactériens. Elles ne furent pas satisfaisantes. Le traitement de l'eau non chaulée donna de meilleurs résultats. Puis les eaux grossièrement décantées furent traitées sur lits à double contact. Bien que l'épuration ait été trouvée excellente, on reconnut qu'un traitement préliminaire était nécessaire. Pour beaucoup de raisons les fosses septiques ne donnèrent pas de résultats satisfaisants, et la simple décantation suivie de lits de contact permit d'obtenir un effluent bien épuré.

Les nouvelles installations comprennent des bassins de décantation et des lits de simple contact. Elles pourront être complétées, si cela est reconnu nécessaire, par des lits de second contact. Elles couvrent une surface de 82 hectares 4568 mètres carrés.

Le volume maximum qui peut être traité est de 295 000 mètres cubes par jour, selon les instructions du Local Government Board, lequel exige maintenant que les stations soient capables d'épurer pendant les orages, six fois le volume d'eau d'égout par temps sec. Toutes les eaux traversent les bassins de décantation et 145 400 mètres cubes seront traités sur lits de contact; le reste sur lits d'orage. Les plans ont été établis pour un débit par temps sec de 55 000 mètres cubes.

Les eaux traversent d'abord des fosses en forme d'entonnoirs ayant comme dimensions $12^m,60$, $8^m,70$ et $5^m,90$ de profondeur. Entre chaque entonnoir se trouvent des grilles, de la même largeur, nettoyées à la main avec des râteaux. Cette manière de procéder a toujours été satisfaisante et on a trouvé inutiles les appareils automatiques; on a seulement réduit les ouvertures et augmenté la longueur des barreaux. Dans chaque fosse se trouve un élévateur à godets pour enlever les détritus qui se sont déposés. Deux nouvelles fosses de mêmes dimensions seront ajoutées par la suite.

De ces fosses part un conduit sur chaque côté duquel seront répartis 17 bassins de décantation d'une capacité totale de 68 000 mètres cubes, soit une fois un quart le débit des égouts par vingt-quatre heures par temps sec. Chaque bassin mesure 78 mètres de long, 24 mètres de large et une profondeur moyenne de $2^m,65$; des tuyaux à flotteur munis de vannes permettent de faire écouler l'eau décantée lors du nettoyage du bassin. Les eaux traversent lentement les bassins et en sortent par déversoirs.

Les anciennes fosses à boues mesurant environ $7^m,50 \times 7^m,50$ et $4^m,35$ de profondeur ont été approfondies à 6 mètres par un puits de 6 mètres de diamètre en haut et $4^m,50$ en bas. La boue est mise à sécher dans des tranchées établies sur une surface de 2 hectares sur une profondeur de 30 à 45 centimètres.

Les lits de contact seront au nombre de 60 ayant chacun 2 000 mètres carrés. Ils sont formés de mâchefer criblé sur une hauteur moyenne de $1^m,20$, en morceaux gros au fond et fins à la surface. La distribution se fait au moyen de rigoles, formées à la surface des scories, partant d'une chambre circulaire centrale. Le drainage est obtenu par des demi-tuyaux et des canaux rectangulaires. La manœuvre des vannes se fait à la main.

On a prévu, si cela est nécessaire, l'établissement de 16 lits d'orage de 4 000 mètres carrés de superficie et de $0^m,90$ de hauteur, semblables aux lits de contact mais avec deux chambres de distribution. Ils pourront aussi servir éventuellement de lits de contact.

Les dépenses totales, y compris les terrains et le coût originel des anciennes installations, seront environ de 10 millions de francs.

SKEGNESS [1]. — Skegness est une station balnéaire située sur la côte Est de l'Angleterre, qui reçoit parfois en été jusqu'à 20 000 étrangers. La ville en elle-même n'a que 3500 habitants et l'épuration des eaux résiduaires s'était effectuée jusqu'ici par épandage, mais, par suite de l'affluence toujours croissante dans les mois d'été, les odeurs désagréables dégagées par les champs d'épandage ont forcé la municipalité à installer l'épuration biologique.

La plus grande partie de l'eau d'égout est envoyée à l'épuration au moyen d'une pompe débitant 114 mètres cubes à

[1] Nous avons déjà donné dans un de nos précédents volumes (vol. II, p. 124), quelques renseignements sur cette installation : nous en donnons aujourd'hui une description plus complète, d'après SCHIELE (*Wasser und Abwaser*, 1909, t. II, n° 2, p. 49).

l'heure, actionnée par un moteur à pétrole de 10 chevaux 1/2 et qui refoule les eaux dans une canalisation de 375 millimètres de diamètre. Le reste des eaux d'égout, venant d'une autre partie de la ville, est envoyé à l'épuration par une canalisation de 150 millimètres au moyen de deux éjecteurs à air comprimé de 27 mètres cubes de débit. L'air comprimé nécessaire est produit par deux compresseurs, capables de comprimer chacun 2 mètres cubes d'air à la minute.

L'installation d'épuration biologique comprend d'abord une petite fosse à sable de 2^m,40 de longueur, 1^m,40 de largeur moyenne et 2^m,50 de profondeur; au fond de cette fosse s'ouvre un tuyau de 225 millimètres qui sert à l'évacuation des dépôts. L'eau sort de la fosse à sable par un tuyau de 375 millimètres s'ouvrant à la surface et aboutissant dans la partie centrale d'un décanteur Dortmund de 6^m,80 de diamètre cylindrique à sa partie supérieure et conique à sa partie inférieure, d'une contenance de 230 mètres cubes. L'eau y arrive de haut en bas par ce tuyau qui s'ouvre à 3^m,30 au-dessous du niveau du liquide dans le décanteur. Elle y séjourne en moyenne une heure, puis elle s'écoule par 16 déversoirs de 75 millimètres répartis sur toute la circonférence du décanteur, ainsi que par deux tuyaux de dégagement de 150 millimètres qui s'avancent presque jusqu'au milieu du décanteur à 0^m,40 et 0^m,50 au-dessous du niveau de l'eau. Les déversoirs et les deux tuyaux s'ouvrent dans un canal de 23 centimètres de large, ménagé autour du décanteur, d'où un tuyau de 300 millimètres conduit l'eau aux lits bactériens.

Le travail réalisé à Skegness avec le décanteur Dortmund est intermédiaire entre la décantation simple et la fermentation en fosse septique. Les eaux chargées de boues sont évacuées de la partie conique de l'appareil, par la simple pression de l'eau, au moyen d'un tuyau de 150 millimètres de diamètre qui descend dans le décanteur jusqu'à 5^m,70 de profondeur : ces eaux sont traitées à part dans une fosse septique. La partie ainsi évacuée représente 20 0/0 de l'eau d'égout introduite; le reste, soit 80 0/0, coule directement aux lits bactériens.

La fosse septique dont les dimensions sont de 16 mètres de longueur, 6 mètres de largeur, 2^m,40 de profondeur moyenne et dont la capacité est de 240 mètres cubes, ne présente rien de particulier. Le liquide séjourne environ 24 heures dans cette fosse. Au fond se trouve un tuyau d'évacuation des boues ; un autre tuyau, placé aux deux tiers de la hauteur du liquide, permet éventuellement d'en faire écouler le liquide clair décanté quand on veut procéder au nettoyage de la fosse. La vidange de la fosse septique a lieu deux fois par an : elle se fait sans dégagement d'odeurs désagréables. Les eaux qui s'écoulent après avoir traversé la fosse sont mélangées avec les eaux qui sortent du décanteur. Un distributeur automatique, système Coleman, envoie ce mélange trois fois par heure aux sprinklers des lits percolateurs. Les deux lits bactériens, formés de grosses scories, sont ronds et ont chacun 27 mètres de diamètre et $1^m,80$ de hauteur. Les tuyaux d'évacuation, qui sont tous réunis et dont le collecteur général peut être fermé, permettent une forte aération des lits bactériens. L'orifice supérieur de chaque tuyau d'évacuation porte une soupape en aluminium qui laisse bien entrer l'air, mais ne le laisse pas s'échapper. L'eau épurée peut être refoulée jusqu'à 15 centimètres de hauteur environ à travers la soupape du collecteur. Par suite du changement perpétuel du niveau de l'eau, l'air qui se trouve dans les tuyaux d'évacuation et dans la partie inférieure des lits se trouve refoulé dans les lits bactériens qui sont ainsi parfaitement aérés.

L'eau épurée est évacuée sur deux plates-bandes d'environ 0,2 hectares faisant partie des champs d'épandage abandonnés et elle se rend ensuite au canal et à la mer.

Grâce à ce mode de travail, les quatre cinquièmes de l'eau d'égout se trouvent épurés dans l'espace d'une heure et demie, le reste seul subissant le travail en fosse septique. On a pu ainsi obtenir une épuration excellente et éviter totalement les mauvaises odeurs. Le problème était d'ailleurs difficile à cause des variations considérables du volume des eaux dans la saison d'hiver et dans la saison d'été, et aussi à cause des changements qui surviennent dans la composition chimique, les eaux étant très concentrées en été, très diluées en hiver. La combinaison du décanteur et de la fosse septique a permis de surmonter très heureusement ces difficultés.

CHAPITRE VI

LES PROGRÈS DE L'ÉPURATION BIOLOGIQUE EN ALLEMAGNE

ASCHERLEBEN ([1]). — L'installation comprend les dispositifs suivants :

1º Une grille, dont les barreaux sont à 50 millimètres d'écartement, une fosse à sable et une autre grille à orifices de 10 millimètres. Les dépôts de la fosse à sable sont extraits mécaniquement et placés sur un lit d'égouttage constitué par une couche de 15 centimètres de scories fines, dans laquelle on a disposé un drainage de grosses scories ;

2º Cinquante-deux décanteurs Mairisch, de $4^m,98$ de section horizontale, qui servent à la séparation des fines matières en suspension. L'eau parcourt ces décanteurs de haut en bas et y séjourne 2 heures 1/4. La boue est évacuée au moyen de l'air comprimé ;

3º Un lit bactérien percolateur de $1^m,50$ de hauteur, que l'on charge à raison de $1^{m3},12$ par mètre carré de surface ou de $0^{m3},75$ par mètre cube de matériaux. La répartition se fait par une couche filtrante, système Dunbar, de 10 à 15 centimètres d'épaisseur et formée de scories très fines. Le lit bactérien lui-même est constitué par des scories de 10 à 60 millimètres. La régénération de la couche de répartition doit se faire toutes les six ou sept semaines et son renouvellement tous les cinq ou six mois ;

4º Un lit d'orage formé par un filtre à sable de $0^m,65$ qui peut recevoir 5 mètres cubes 1/5 par mètre cube. Ce filtre travaille sous une pression de $0^m,50$;

[1] D'après SALOMON, *Technische Gemeinderlatt*, t. XII, p. 81-87 et 101-107 et *Wasser und Abwasser*, t. II, nº 2, p. 64.

5° Un dispositif de désinfection de l'eau épurée (addition de chlorure de chaux et filtration sur un filtre de scories ferrugineuses);

6° Un lit de 4100 mètres carrés de surface pour l'égouttage des boues avec retour des eaux d'égouttage à l'épuration.

Les frais de construction se sont élevés à 12 fr. 50 par tête; les frais d'entretien ont atteint, dans la première année, 0 fr. 275 par tête, sans amortissement.

BISKUPITZ ([1]). — La station de Biskupitz traite les eaux provenant de 8000 habitants et déversées dans les égouts à raison d'environ 35 à 40 litres d'eau par tête et par jour : il faut donc compter sur 300 à 400 mètres cubes environ par 24 heures.

Les eaux arrivent d'abord dans une chambre à sable, divisée en deux pour permettre le nettoyage d'une moitié tout en laissant l'autre en fonctionnement. De même il y a deux fosses septiques de 12 × 4 mètres de surface, recouvertes d'une voûte en béton. L'eau y séjourne environ 16 heures sur une hauteur de 2 m. 20. L'eau s'écoule par un tuyau fendu radialement pour agir comme tamis, l'orifice d'écoulement étant à 0 m 60 au-dessous du niveau de l'eau. Les boues sont évacuées par des voitures citernes pneumatiques et elles sont données gratuitement aux agriculteurs, qui les prennent maintenant volontiers. On en retire 100 mètres cubes à 80 0/0 d'eau tous les 6 mois.

Les eaux de la fosse septique arrivent dans la chambre de distribution où des dispositifs automatiques, analogues à ceux qui sont employés à la station d'épuration de Wilmersdorf, près Berlin et décrits dans un de nos précédents volumes ([2]), les distribuent sur les filtres biologiques. Ces filtres sont octogonaux et ont un espace vide au centre, par lequel arrive le tuyau de distribution. Leur diamètre est de 9 mètres et leur hauteur de 2 m. 35; les matériaux sont des scories de la grosseur d'une tête d'enfant, sauf pour les 50 centimètres supérieurs, où la grosseur est plus faible. Le

[1] D'après A. SCHIELE. *Wasser und Abwasser*, vol. II, n° 9, p. 575 et *Office International d'hygiène publique*, t. II, fasc. 6, p. 965.
[2] Volume II, page 167.

volume total des filtres est d'environ 600 mètres cubes, donc, même avec le maximum de 400 mètres cubes d'eau à épurer par jour, chaque mètre cube d'eau sera épuré par $1^{mc},5$ de scories.

La distribution se fait par sprinklers, à bras percés de trous tous les 5 millimètres, qui sont nettoyés tous les jours avec des poinçons. Les bras sont nettoyés intérieurement tous les mois. Ce·système a toujours bien fonctionné, même par une température de — 24° C. pendant l'hiver 1907-1908.

L'effluent arrive dans deux bassins munis de canaux spéciaux permettant de mélanger un désinfectant à cet effluent en cas d'épidémie. Le volume de ces bassins (8 m. 60 × 3 m. 50 × 0 m. 60) est d'environ 36 mètres cubes, soit 1 10 du volume journalier d'eau envoyé. Ces bassins sont nettoyés à la pompe tous les six mois et on en retire 16 mètres cubes de boues à 90 0,0 d'eau, servant à fumer les prés du voisinage.

L'établissement entier n'est surveillé que par un seul homme. Les dépenses de construction se sont élevées à 44 200 francs environ, soit par habitant 5 fr. 60.

DRESDE ([1]). — Le but de la nouvelle installation construite à Dresde a été de retenir toutes les matières en suspension dont les dimensions dépassent 5 millimètres avant d'envoyer les eaux d'égout dans l'Elbe. On a construit pour cela sur les deux rives du fleuve, une canalisation de 16 kilomètres de longueur et de 5 m. 40 de largeur, qui amène les eaux à la station d'épuration de Kaditz. L'eau d'égout quand elle est diluée quatre à cinq fois par les eaux de pluie, peut atteindre le débit de 10 800 litres à la seconde, et la canalisation peut se prêter à un débit de 50 0,0 plus élevé.

Les eaux abandonnent d'abord dans des fosses à sable une partie de leurs matières en suspension ; elles sont ensuite débarrassées des corps flottants et des graisses par des chicanes superficielles et par des grilles et râteaux. Cette partie de l'installation est disposée de telle sorte qu'une moitié seulement des appareils fonctionne les jours où la pluie n'aug-

([1]) D'après le *Dresdener Anzeiger*, 1910, n° 89, p. 5 et *Wasser und Abwasser*, vol. II, n° 13, p. 560.

mente pas le volume des eaux. Les eaux ainsi partiellement décantées coulent alors sous un hangar de 60 mètres de long sur 11 mètres de large, sous lequel se trouvent quatre séparateurs Riensch ([1]) de 8 mètres de diamètre, qui tournent lentement et retiennent toutes les matières en suspension dont les dimensions dépassent 2 millimètres. Ces matières sont enlevées par des brosses rotatives et conduites par des élévateurs jusque dans les voitures.

L'eau ainsi clarifiée s'écoule par une canalisation jusqu'au milieu de l'Elbe. Dans le cas de forte crue, l'eau doit être rejetée dans l'Elbe par des pompes pour éviter le reflux des eaux dans les appareils. On utilise dans ce but cinq pompes centrifuges, dont l'une débite 800 litres à la seconde et les quatre autres 3000 litres.

L'installation a coûté 2 000 000 de marks, non compris l'achat du terrain (1 500 000 marks). Les canalisations ont nécessité une dépense de 6 millions de marks.

DUISBOURG ([2]). — Par suite du volume d'eau considérable du Rhin (1200 mètres cubes par seconde), on a pu se contenter à Duisbourg, d'une clarification rapide en bassin de décantation, la quantité d'eau d'égout envoyée au fleuve ne dépassant pas 200 litres par seconde. On utilise 5 bassins en béton armé, de 4 mètres de largeur sur 12 mètres de longueur, dont le fond se relève en pente de 1 : 40 de l'entrée à la sortie. On a disposé à l'entrée, sous le fond du bassin, un collecteur de boues qui en occupe toute la largeur, et qui a une longueur de 2 m. 50 et une profondeur de 1 m. 50. L'eau séjourne environ 20 à 30 minutes dans les bassins, ce qui correspond à un courant moyen de 20 à 30 millimètres à la seconde. Quand un des bassins est rempli de dépôts, on laisse écouler d'abord dans le Rhin la couche d'eau superficielle, d'environ 40 centimètres; puis on prélève encore 40 centimètres de hauteur d'eau qu'on renvoie par des pompes à la clarification, et les boues liquides qui restent au fond du bassin sont reprises par des pompes et envoyées sur

[1] Voir notre volume III, p. 147 et 148.
[2] D'après un rapport du Dr Bahr à l'assemblée générale de la Deutsche Ver. 1. Volkshygiène 1909 et *Wasser und Abwasser*, vol. II, n° 5, p. 218.

des lits d'égouttage. La boue sèche doit être enterrée : la
ville dispose dans ce but d'un terrain de 10 hectares.

L'eau est envoyée aux bassins de clarification au moyen de
4 pompes centrifuges mues électriquement. Quand les eaux
du Rhin sont très hautes, la communication avec les bassins
de décantation est fermée pour éviter le reflux des eaux dans
ces bassins, et les eaux d'égout sont envoyées directement
dans le Rhin, sans passer par les bassins de décantation, au
moyen d'une grosse pompe centrifuge qui débite 1200 litres
à la seconde.

L'installation a coûté 500 000 francs, y compris l'achat du
terrain et la station de pompes.

MARIENBAD (¹). — Les essais ont d'abord été entrepris à
Marienbad pour déterminer les conditions dans lesquelles
pourrait s'effectuer l'épuration biologique des eaux de la
ville. On a expérimenté des lits bactériens construits avec
divers matériaux et on a choisi finalement les scories. L'épuration n'a jamais été aussi complète qu'on l'aurait voulu, à
cause de la présence, dans les eaux d'égout, d'eaux maréca-
geuses, riches en matières organiques difficilement putrescibles.

L'installation faite à la suite de ces essais comprend une
fosse à sable, 2 fosses septiques et des lits bactériens à
double contact. Les deux fosses septiques contiennent
ensemble 11 000 mètres cubes. Quant aux lits bactériens, ils
comprennent : pour le premier contact, 15 lits de 445 mètres
carrés de surface et de 580 mètres cubes de matériaux, soit
en tout 6670 mètres carrés de superficie ; pour le second contact, 12 lits de 5340 mètres carrés de surface totale. La quantité totale de scories employées s'élève à 15 960 mètres cubes,
ce qui correspond à trois fois la quantité normale et à 1 fois
et demie la quantité maxima d'eau d'égout à traiter par jour.
La répartition de l'eau qui sort des fosses septiques pour se
rendre sur les lits bactériens se fait au moyen de gouttières
de bois. L'eau épurée s'écoule directement à la rivière.

(¹) D'après ZORKENDORFER et RUPPERT, *Prager. Mediz. Wochensch.*, 35ᵉ année,
1908, p. 792-795 et *Wasser und Abwasser*, vol. II, n° 5, p. 239.

CHAPITRE VII

LES PROGRÈS DE L'ÉPURATION BIOLOGIQUE AUX ÉTATS-UNIS

« Sewage disposal » (Épuration des eaux d'égout).

D'après L. P. KINNICUTT, C. E. A. WINSLOW et R. WINTHROP PRATT[1].

Les auteurs déclarent que le *water carriage* (tout à l'égout) est la méthode idéale, car on éloigne ainsi rapidement et complètement les excreta et toutes les eaux usées de l'habitation, ce qui prévient toute contamination du sol et des eaux, et assèche le sol et sous-sol.

Cet ouvrage d'ordre général contient cependant l'exposé de certaines questions assez particulières aux États-Unis ainsi que de quelques expériences qui y ont été faites, nous croyons intéressant de les résumer.

Traitement des eaux d'égout par dilution. — Dans les grands fleuves de l'Amérique le déversement des eaux d'égout ne semble pas produire de nuisance. Ainsi Weston estime que le Mississipi en amont de la Nouvelle-Orléans reçoit 6 810 000 m³ d'eaux d'égout par jour correspondant à un débit de 65 m³ 573 à la seconde, et dans cette ville l'eau du fleuve n'est pas plus polluée que celle de la plupart des rivières. La dilution produit une réelle épuration, car il se produit en même temps de nombreux phénomènes qui aboutissent à la minéralisation de la matière organique et à la destruction des germes pathogènes, c'est ce qu'on a appelé l'*autoépuration*.

La pollution ou l'autoépuration d'une rivière peut être indi-

[1] 1re édition, New-York, John Viley, 1910.

quée par la quantité d'oxygène que l'eau contient. Parmi les
exemples donnés le plus frappant ressort d'un tableau des
analyses des gaz contenus dans l'eau de la Tamise. Le rapport
de l'oxygène à l'azote est à Kingston, en amont de Londres,
de 1 à 2, et à Greenwich en aval, de 1 à 62.

Les auteurs admettent que lorsque la matière organique des
eaux d'égout a été minéralisée par les bactéries de l'eau, les
bactéries originelles de l'eau d'égout meurent et disparaissent,
entraînées au fond du fleuve par les matières solides auxquelles souvent elles adhèrent. La lumière, la température
basse, les micro-organismes voraces du fleuve, l'excès ou le
manque d'oxygène, les conditions osmotiques auxquelles elles
ne sont pas adaptées, et par-dessus tout, la privation d'une
nourriture riche à laquelle elles sont accoutumées, telles sont
les conditions qui rendent la vie impossible aux bactéries des
eaux d'égout. L'eau de rivière n'est pas un milieu favorable
pour les hôtes ordinaires du tube digestif, l'adaptation n'est
pas possible et ils meurent.

Une belle étude d'autoépuration fut entreprise en Amérique
et les résultats en furent publiés en 1907. La ville de Chicago
pour éviter la contamination des eaux du lac Michigan, dans
lequel elle s'alimente en eau potable, fit en 1900 construire un
canal pour déverser les eaux d'égout dans la rivière des
Plaines, affluent de l'Illinois qui se jette dans le Mississipi un
peu en amont de Saint-Louis. Cette dernière ville puise son
eau d'alimentation dans le fleuve et craignant sa pollution
intenta une action contre la ville de Chicago.

Chicago rejette chaque jour 1812 tonnes d'urine et de matières fécales avec ses eaux d'égout, qui sont d'abord diluées
dans 10 fois leur volume d'eau de rivière, puis subissent des
dilutions successives. Elles parcourent les 575 kilomètres qui
séparent Chicago de Saint-Louis en un temps variant de 8 à
18 jours.

Les résultats d'analyse publiés montrent que, pendant ce
parcours, le chlore diminue de 92 pour 100, et parallèlement
l'ammoniaque, qui peut être considéré comme témoin de la
matière organique, diminue de près de 96 pour 100. Au contraire les nitrates augmentent. Mais la plus grande élimination est observée dans la flore microbienne, elle est de 99

pour 100. Il y a lieu de remarquer qu'au milieu du parcours l'Illinois reçoit les eaux des égouts de Peoria, ce qui augmente momentanément la contamination.

Les experts n'ont pu démontrer que la légère augmentation de cas de fièvre typhoïde constatée à Saint-Louis était due aux eaux de Chicago plutôt qu'à la pollution produite par d'autres villes dans le Mississipi ; aussi la plainte de la ville de Saint-Louis n'a pas été retenue par la Cour Suprême.

Le pouvoir d'épuration d'une rivière est limité par la quantité d'oxygène soit libre, soit en combinaison facilement réductible, que les eaux renferment, comparativement à celle de la matière organique à oxyder. Lorsque le point critique est dépassé, au lieu d'oxydation on constate des réductions avec production de gaz à odeur désagréable, comme l'hydrogène sulfuré, et de composés comme les amines, mercaptans, etc..., et la putréfaction prend la place de l'épuration. Ces phénomènes ont été étudiés pour la Tamise dans sa traversée de Londres, et pour la Seine à travers Paris et le département de la Seine.

On peut du reste se rendre compte de l'épuration graduelle par l'aspect de la flore et de la faune des eaux du fleuve. Aux points d'extrême pollution on ne trouve aucune plante verte, mais des organismes inférieurs diversement colorés, des amas de Leptomitus gris ou noirs couvrent les roches, des Beggiatoa flottent à la surface ; il y a peu de diatomées et protozoaires ainsi que d'algues bleues. A mesure que l'épuration s'effectue les algues vertes augmentent, favorisées par la présence de nitrates formés aux dépens de la matière organique : ce sont les Spirogyres et les Conferves, accompagnés de Diatomées et de Mastigophora.

Il est utile de pouvoir déterminer la capacité d'épuration d'un fleuve donné de façon à ne pas dépasser le point critique. Ce problème est très complexe car il faut faire intervenir le débit du fleuve, la composition de l'eau d'égout et son volume, ainsi que leurs variations. Rideal a proposé la formule suivante :

$$X O = C (M - N) S$$

dans laquelle X représente le débit du fleuve, O la **proportion** d'oxygène dissous dans l'eau du fleuve par unité de volume, S le volume de l'eau d'égout ou son effluent épuré, M la quantité d'oxygène consommée par unité de volume d'eau d'égout, N la quantité d'oxygène utilisable sous forme de nitrates et nitrites, et C une constante.

De nombreuses études entreprises sur les eaux de fleuves différents, on peut tirer quelques indications pratiques. Stearns émet l'opinion suivante : lorsque le débit du fleuve est moindre de 57 litres à la seconde pour les eaux rejetées par 1 000 habitants il y a pollution ; si le débit est supérieur à 225 litres à la seconde pour le même volume d'eau d'égout il n'y aura plus contamination dangereuse.

Rodolph Hering en prenant ces mêmes bases de calcul, donne le débit de 61 litres comme pollution certaine et celui de 200 litres comme non pollution. Suivant Goodnough il est peu probable qu'il y ait pollution avec un débit de 170 litres par seconde.

Ces données sont précisées par Stearns qui n'a envisagé que la pollution produite par l'eau d'égout elle-même, comme si elle était rejetée dans un fleuve de volume invariable et coulant avec une vitesse suffisante pour empêcher les dépôts. Ces dépôts des matières en suspension ne tardent généralement pas à se faire, soit sur les fonds abandonnés par la rivière lorsque le débit diminue, soit aux points morts du courant, soit enfin dans les trous qui se trouvent dans le lit du fleuve.

Johnson a converti ces nombres en se basant sur la dilution :

	Nuisance probable.	Nuisance improbable.
D'après Hering.	1 dans 16	1 dans 45
— Goodnough. . .	1 dans 25	1 dans 50

c'est-à-dire que lorsque l'eau d'égout est diluée dans 36 à 45 fois son volume d'eau du fleuve, il y a probabilité pour qu'il n'y ait pas de pollution à craindre ; au contraire les dilutions dans 16 et 25 volumes d'eau de fleuve sont insuffisantes pour éviter toute pollution.

Dans les rivières à courant lent on n'évite pas le dépôt des matières en suspension, et par suite les nuisances qu'elles produisent, avec une dilution de 1 pour 100, et même plus. Il faut aussi tenir compte que les fermentations sont beaucoup plus actives en été lorsque le débit des cours d'eau est au minimum.

Si le rejet au fleuve est suffisant pour éviter les nuisances dans une ville, il n'en est pas de même lorsqu'il existe d'autres villes en aval. La loi américaine établit que tout propriétaire riverain a droit à un usage raisonnable de l'eau du fleuve dans son état naturel et non polluée, sauf pour les besoins normaux comprenant les lavages, bains, pêche et besoins de l'agriculture. Mais avec l'extension des industries la définition des droits de chacun est devenue plus compliquée. Ce sont cependant les actions portées devant les cours de justice qui ont obligé des villes à pratiquer l'épuration des eaux d'égout avant le rejet dans les fleuves.

Précipitation chimique. — Les auteurs indiquent les raisons pour lesquelles aucune installation comprenant la précipitation chimique n'a été établie dans ces dernières années en Amérique, bien que l'effluent qu'on en obtient contiennet moins de matières en suspension que celui soit de la décantation simple, soit des fosses septiques. C'est d'abord la dépense en réactifs chimiques et ensuite le volume considérable de boues produites, 50 pour 100 de plus que celles qui se déposent dans un bassin de décantation avec la même eau d'égout.

Puller pense que la précipitation chimique, comme traitement préliminaire avant la filtration, est beaucoup plus utile pour les eaux d'égout très chargées d'eaux résiduaires industrielles, que pour les eaux d'égout ordinairement domestiques. Dans quelques projets européens, on propose encore la précipitation chimique sous prétexte que la dépense est justifiée par un accroissement du volume d'eau traité par unité de filtre; mais en Amérique il n'en est pas de même, car les eaux d'égout sont très diluées.

Il est aussi un autre côté de la question à examiner, au moins pour les villes qui peuvent déverser leurs boues en mer. Il s'agit de savoir si la précipitation chimique ne sera pas avantageuse en évitant les remaniements fréquents des lits bactériens.

CALMETTE. — VI.   9

Traitement des boues d'eaux d'égout. — Après avoir décrit les divers procédés employés pour traiter les boues, les auteurs donnent dans un tableau les dépenses comparatives qu'ils occasionnent en Amérique.

PROCÉDÉ	NOMBRE DES INSTALLATIONS CO SIDÉRÉES	Coût du procédé par tonne[1] de boues à 90° d'eau y compris toutes charges et amortissement du capital.		
		Maximum	Minimum	Moyenne
Déversement sur la terre	3	0^{fr},132	0^{fr},28	0^{fr},20
Déversement à la mer	6	0^{fr},41	0^{fr},69	0^{fr},50
Tranchées dans le sol	3	0^{fr},40	0^{fr},70	0^{fr},50
Pressage groupe 1..	10	0^{fr},48	0^{fr},73	0^{fr},60
— — 2..	11	0^{fr},77	1^{fr},26	1^{fr},15
Pressage et incinération	1	» sans charges 1^{fr},35 avec charges 1^{fr},80		» estimation

Pour les installations dans lesquelles les boues sont pressées, le groupe 1 comprend les villes ayant une population supérieure à 30 000 habitants où les eaux subissent soit la précipitation chimique, soit la sédimentation simple, et où elles ne contiennent pas de résidus industriels qui obligent à ajouter de la chaux avant le pressage. Le groupe 2 comprend les villes ayant une population inférieure à 30 000 habitants et celles où il faut ajouter 3 à 20 pour 100 de chaux (calculé sur le tourteau pressé) avant le pressage, par suite de la présence d'une grande quantité de graisses, ou pour traiter les boues des fosses septiques.

Toutes ces méthodes peuvent avoir leurs avantages. Pour les petites installations assez éloignées des habitations, c'est la dessiccation des boues sur le sol où les fermiers viennent les chercher pour les incorporer à leurs terres. Pour les installations moyennes, la méthode par tranchées est de beaucoup la meilleure, car elle évite les inconvénients d'une nou-

(1) Bien que la tonne anglaise vaille 1016 kg., nous n'avons pas cru devoir faire la conversion en tonne française pour ne pas multiplier les décimales.

velle manipulation des boues. Pour les grandes installations, lorsqu'elles sont situées près de la côte, le rejet à la mer est ce qui est le meilleur et le moins coûteux; lorsqu'elles sont dans l'intérieur des terres, on doit avoir recours au séchage mécanique des boues qu'on donne aux fermiers, ou qu'on étend sur les terres basses dans les localités très isolées. Lorsque ces méthodes ne peuvent être employées, on doit se résoudre à brûler les boues pressées mélangées aux ordures ménagères ou à une petite quantité de combustible.

Irrigation terrienne. — Le choix de l'irrigation terrienne comme méthode pratique d'épuration des eaux d'égout dépend surtout des conditions locales. Dans les contrées sèches, où la moindre goutte d'eau est précieuse, il n'est pas douteux qu'elle soit le procédé idéal : c'est ce qui existe en Californie et autres régions analogues des États-Unis. Dans l'Inde les cultures de riz sont avantageusement irriguées par l'eau d'égout. Les villes anglaises qui avaient adopté l'irrigation malgré les conditions naturelles défavorables, ont montré qu'elle peut conduire à des insuccès coûteux.

Entre ces deux extrêmes, il est de nombreux cas assez difficiles à solutionner. Avec un bon sol et des pluies pas trop abondantes, l'irrigation peut être opérée avec avantage par les villes ayant à leurs portes de grandes surfaces de terrains sableux infertiles et à bon marché. Le prix de la terre, les dépenses de main-d'œuvre, les marchés convenables, et par-dessus tout l'aménagement ingénieux des cultures, sont les facteurs principaux du résultat final. Où ces conditions sont favorables (Aldershot et Berlin), les résultats économiques peuvent être satisfaisants. Lorsque toutes ces conditions ou même l'une quelconque font défaut, le succès est douteux.

Quelquefois, là où l'irrigation est maintenue, on peut craindre que l'efficacité sanitaire soit sacrifiée aux résultats économiques. Il y a en effet antagonisme entre ces deux points de vue et seules les grandes installations peuvent être dirigées par un homme instruit et capable de les harmoniser.

Dans les États de l'Est les conditions naturelles et les pluies sont généralement plus favorables à l'irrigation terrienne qu'en Angleterre, cependant les conditions écono-

miques et politiques sont contre cette méthode. Par suite des
consommations excessives d'eau par habitant, dans ce pays,
le volume des eaux d'égout est deux ou trois fois plus grand
qu'en Europe. La main-d'œuvre est deux fois plus coûteuse aux
États-Unis qu'en Angleterre. Les autorités municipales ne
croient pas à l'efficacité de cette méthode d'épuration, aussi
l'irrigation n'est pas appelée à se répandre pour les villes
américaines, sauf dans les régions arides.

Filtration intermittente au travers du sable. — On sait que
les premières expériences d'épuration biologique des eaux
d'égout furent entreprises en Amérique en employant la filtration intermittente sur les filtres à sable; aussi y compte-t-elle
beaucoup de partisans et en existe-t-il des installations.

Les résultats de la filtration intermittente, où la méthode a
été appliquée avec soin et où les lits n'ont pas reçu des
volumes d'eau d'égout supérieurs à ceux qu'ils comportent,
ont été excellents; mais dans le Massachusetts il y a de nombreux exemples d'insuccès. Les lits de Gardner ont dû être
entièrement refaits, et on a eu de nombreux déboires à West-
boro, Andover et Marlboro, qui proviennent non de l'inefficacité de la méthode mais de son emploi irrationnel.

Dans les meilleures installations, l'épuration varie considérablement suivant les saisons. L'effluent le plus mauvais
est obtenu au printemps, quand la surface des lits est col-
matée; mais comme c'est l'époque de l'année où le débit des
cours d'eau est le plus grand, le déversement d'un effluent
imparfaitement purifié a moins d'effet qu'aux autres saisons.
L'expérience a montré que, si l'eau d'égout traverse complètement des filtres de sable d'une profondeur d'au moins
1^m,20, l'effluent est imputrescible. Au contraire, par suite du
colmatage produit par le mauvais entretien des lits ou par le
déversement de volumes d'eau d'égout trop considérables,
une partie des eaux passe au-dessus au lieu de traverser les
lits et on obtient de fâcheux résultats.

L'élimination des bactéries est de 99 pour 100 si les filtres
sont bien entretenus.

Le coût de la construction des lits dans les meilleures conditions et lorsque le sable se trouve sur les lieux peut être seu-

lement de 1 fr. 236 à 1 fr. 864 par mètre carré. Lorsqu'on doit
aller chercher le sable plus ou moins loin, le prix peut
s'élever à 3 fr. 708, à 6 fr. 18 et plus.

Le taux d'irrigation au Massachusetts varie entre 56 et
112 litres par mètre carré et par jour. Cependant lorsque
l'eau d'égout a subi un traitement préliminaire pour éliminer
la plus grande partie des matières en suspension, ce taux
peut être augmenté.

Comptant le prix de 1 fr. 545 par mètre carré de filtre
construit dans les meilleures conditions, et 84 litres par mètre
carré et par jour, comme taux d'irrigation, les intérêts à
5,5 0/0 du capital donneront une dépense de 1 fr. 76 pour le
traitement de 1000 mètres cubes d'eau. Pour une dépense de
construction de 3 fr. 708 par mètre carré et le même taux de
filtration, la dépense sera de 4 fr. 22 par 1000 mètres cubes
d'eau. Lorsque les conditions sont moins favorables, le prix
peut augmenter beaucoup; ainsi à Brochton il a été de 8 fr. 81
par 1000 mètres cubes d'eau.

Les frais de fonctionnement sont plus élevés que les intérêts du capital engagé, car la surface des lits exige des soins
attentifs pour que l'épuration soit efficace. Suivant Fuller ils
correspondent à 1 franc par habitant et par an. Au Massachu-
sets ils varient de 0 fr. 67 à 24 fr. 10, en moyenne 8 fr. 25
par 1000 mètres cubes d'eau.

Une dépense totale de 11 à 22 francs par 1000 mètres cubes
d'eau n'est pas trop importante si l'on tient compte des excellents résultats d'épuration qu'on peut obtenir. On doit
considérer la filtration intermittente comme une excellente
méthode d'épuration des eaux d'égout, lorsqu'on peut se procurer facilement le sable, et lorsqu'on doit obtenir un haut
degré d'épuration. Dans les régions où l'on ne trouve pas de
bon sable, les dépenses de transport et de construction
seraient prohibitives.

Lits bactériens de contact. — Les effluents des lits bactériens
à double contact sont suffisamment épurés, cependant ce
procédé est inférieur à celui des lits bactériens à percolation
surtout pour les dépenses qu'il entraîne. Si les appareils de
distribution de ces derniers sont coûteux, la construction des

lits exige une surface 1/3 ou 1/2 moindre. et les frais de remaniement des matériaux sont plus grands pour les lits de
contact.

Dans certains cas les lits de contact sont préférables. Leurs
effluents, quoiqu'ayant peu d'azote minéral, contiennent comparativement moins de matières en suspension. Un autre
autre avantage se rencontre lorsqu'on dispose de peu de
chute : un très bon lit à percolation exige au moins 2^m,40 de
hauteur (lit et appareil de distribution), tandis qu'on peut
réduire cette hauteur à 1^m,20 pour deux contacts si cela est
nécessaire. Une installation par lits de contact est ramassée
et peu visible, ce qui est important lorsqu'elle est petite (insti-
tutions, maisons particulières). Les lits de contact produisent
moins d'odeur que les lits à percolation, ce qui permet de
les rapprocher plus près des habitations; il ne s'y développe
pas de mouches. Lorsqu'on emploie des appareils automatiques pour le remplissage et la vidange des lits, il faut se
rappeler que le manque de surveillance conduit inévitablement
à de mauvais résultats.

Lits bactériens à percolation. — Cette méthode est la plus
économique pour épurer les eaux d'égout au point de vue de
la stabilité organique, où la présence de matières en suspension n'est pas nuisible.

La surface moindre que les lits à percolation exigent est un
point important. Ainsi avec un acre (4047 mètres carrés) on
peut épurer par filtration intermittente sur le sable les eaux
d'égout évacuées par 500 à 1000 personnes; par les lits à
double contact celles de 4000 à 5000, et par lits à percolation
les eaux d'égout produites par 10 000 personnes au moins.

Si l'on considère les frais de fonctionnement, l'avantage
est généralement en faveur du procédé des lits à percolation.

D'après les expériences comparatives de Hering et Fuller
sur les eaux de Chicago, en comptant tous les frais, intérêts
du capital et fonctionnement, on arrive aux nombres suivants :

Filtration intermittente 27 fr. 40 par 1000 mètres cubes.

Lits de contact   22 fr.   —

Lits à percolation   17 fr.   —

De l'ensemble des estimations faites, tant en Angleterre qu'en Amérique, on peut tirer cette conclusion que les dépenses entraînées par le procédé des lits de contact sont entre 40 et 50 0/0 plus élevées que celles du procédé des lits à percolation. Celles de la filtration intermittente sont encore plus élevées que celles des lits de contact.

Contrôle national et d'État des Stations d'épuration d'eaux d'égout (¹).

Dans une conférence faite récemment devant une association locale, M Calvin W. Headrick établit que le grand nombre de délégations avant un caractère public ou privé qui ont visité les installations d'épuration des eaux d'égout, démontre combien ce problème est étudié actuellement. Ceci doit appeler l'attention des législateurs qui ont à tenir compte des désirs des électeurs. Malheureusement aux États-Unis on ne connaît pas bien les pouvoirs respectifs des États et du pays.

Pendant longtemps l'épuration des eaux d'égout et leur évacuation même était considérée comme ayant une importance bien moindre que la distribution d'eau potable et le pavage des rues. Il a fallu les découvertes bactériologiques et de nombreuses épidémies pour alarmer le public. On peut dire actuellement que le public sait qu'il y a un grave danger pour la santé dans le déversement sans contrôle des eaux d'égout non épurées dans les cours d'eau et les lacs.

En Angleterre comme en Prusse, les lois sanitaires régissent tout le pays, tandis qu'aux États-Unis la santé publique est protégée par des règlements de police particuliers à chaque État. Le président Taft a cependant, dans son message de 1909, indiqué la nécessité de l'établissement d'un conseil d'hygiène national. Une commission devait être nommée pour étudier l'épuration des eaux d'égout dans ses grandes lignes, en rapport avec les diverses villes et les conditions différentes, pour protéger la santé du pays et sauvegarder la pureté des rivières et cours d'eau qui les arrosent.

(¹) *Eng. Rec.*, 25 déc. 1909, p. 704.

L'hygiène n'intéresse pas seulement la ville ou l'État, mais la nation entière.

Il serait désirable que des lois fixent d'une façon précise et pour tous les États les conditions d'épuration et de déversement des eaux d'égout dans les rivières. On éviterait ainsi des conflits et des réclamations entre les États voisins.

BALTIMORE ([1]). — La nouvelle canalisation de Baltimore, construite d'après le système séparatif, permet de n'envoyer à l'épuration que des eaux d'égout concentrées. Le procédé d'épuration n'a été définitivement choisi qu'après une longue période d'expérimentation précise.

L'effluent arrive d'abord dans une chambre à grilles, dont les dimensions sont de 20 mètres de longueur, 4 mètres de profondeur et $5^m,70$ de largeur, sauf à l'extrémité où la largeur augmente jusqu'à $7^m,50$. L'eau qui sort de cette chambre se rend dans des bassins de décantation. Chacun de ces bassins a 126 mètres sur 31 mètres et 5 à $4^m,50$ de profondeur. Sur les trente premiers mètres, le fond des bassins est disposé en pente de 1 : 4, vers trois canalisations longitudinales d'évacuation des boues, tandis que dans l'autre partie du bassin la pente n'est que de 1 : 12,29 vers deux canalisations d'évacuation des boues. Les deux parties sont séparées par une paroi qui constitue elle-même la canalisation centrale de vidange des boues. Grâce à ce dispositif, la décantation des grosses matières en suspension se fait dans la première partie du bassin, sans que l'autre partie soit envahie par les boues, ce qui évite la vidange et le nettoyage de cette dernière partie. L'eau séjourne six heures dans ces bassins. Les boues accumulées sont évacuées en partie par gravitation et en partie au moyen d'une pompe dans des fosses septiques où on les abandonne à la fermentation. Ces fosses, au nombre de trois, ont chacune des superficies de 42 mètres sur 30 mètres; leur fond est en pente de 1 : 11. Les boues fermentées sont refoulées ensuite par une pompe sur un filtre à sable où elles s'égouttent.

Les eaux qui sortent des bassins de décantation s'écoulent par gravitation sur les lits bactériens percolateurs, d'une

[1] D'après *Engineering Record*, 1909, n° 9, p. 237, et *Wasser und Abwasser*, vol. 2, n° 2, p. 67.

superficie de 100 mètres sur 120 mètres, et d'une hauteur de 2^m,50. La répartition se fait par becs pulvérisateurs qui travaillent sous pression variable, de sorte que la surface arrosée par chaque bec peut varier, suivant la pression, de 0^{m2},4 à 20 mètres carrés. Les lits bactériens sont au nombre de 4, ce qui correspond à un volume de matériaux de 120 000 mètres cubes.

L'eau qui s'écoule des lits bactériens se rend dans deux bassins de décantation de 3 mètres de profondeur et de 87 mètres sur 82 mètres de surface. La boue qui s'y accumule est renvoyée aux fosses septiques à boues. L'eau épurée doit ultérieurement servir à actionner une usine d'électricité, les derniers bassins de décantation étant encore à 6 mètres au-dessus du niveau du canal.

COLUMBUS ([1]), Ohio, U. S. A. — Comme pour la plupart des villes américaines la population de Columbus s'accroît rapidement. De 88 150 en 1890 elle est passée à 125 560 en 1900, 170 000 en 1907 et elle atteint près de 200 000 habitants en 1910. Aussi en est-il résulté une contamination de la rivière Scioto telle qu'en 1903 la création d'une station pour rechercher la meilleure méthode d'épuration des eaux d'égout fut décidée. Nous avons publié les premiers résultats de ces expériences dans le deuxième volume de ces Recherches (page 171).

Par suite de sa topographie la ville est divisée naturellement en 3 districts : le district Est a des égouts du système unitaire; le 2e district a aussi des égouts du système unitaire, mais les eaux par temps sec sont interceptées dans un égout spécial; pour le district Ouest on a adopté le système séparatif, car lors des crues les égouts étaient auparavant inondés.

Il est à remarquer que jusqu'à Portsmouth (160 km.) où elle se jette dans l'Ohio, la rivière Scioto ne sert pas pour la distribution d'eau potable.

L'installation comprend des fosses septiques, des lits bactériens percolateurs, et des bassins de sédimentation.

Les eaux d'égout par temps sec se rendent en un point où

([1]) J.-H. GREGORY. *Proceedings of the Am. Soc. of Civil Engineers.* vol. XXXVI, n° 1, p. 275.

se trouve l'usine de pompage. Les eaux du district Est sont
refoulées par une pompe spéciale pour les réunir aux autres.
De même les eaux de pluie du district Ouest, recueillies dans
des égouts pluviaux, sont pompées à la même station. Les
eaux passent au travers de grilles mobiles formées de barreaux ronds de 18 millimètres, espacés de 25 millimètres, nettoyées à la main.

L'installation d'épuration est construite pour traiter 91 000

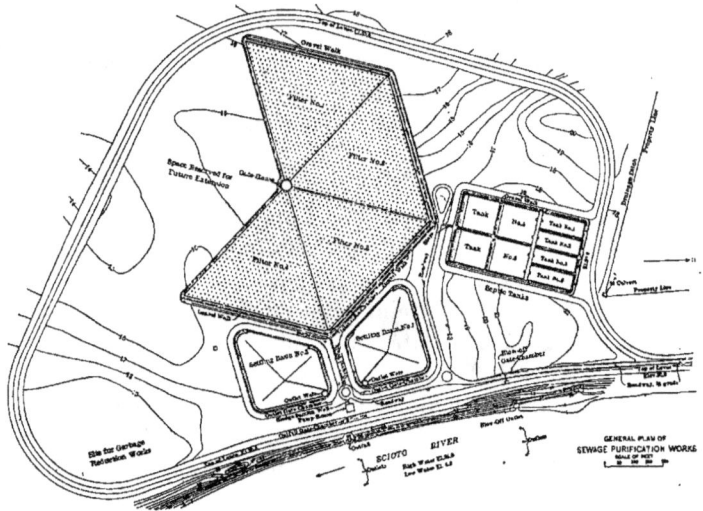

Fig. 26. — Station d'épuration de Columbus (plan général).

mètres cubes en 24 heures, mais on a prévu son agrandissement pour épurer 136 000 mètres cubes par jour; elle est la
plus grande actuellement existant aux États-Unis. Pour la
protéger contre toutes les inondations, elle est entourée d'une
digue élevée de $1^m,80$ au-dessus du niveau le plus haut de la
rivière, soit de 3 à $4^m,50$ au-dessus du sol (fig. 26).

Les fosses septiques sont divisées en deux séries, 4 fosses
primaires de $16^m,95$ sur 45 mètres et 2 fosses secondaires de
$34^m,35$ sur $78^m,60$. Ces fosses, construites en béton, ne sont pas
couvertes; elles ont une profondeur moyenne de $3^m,60$. Les
premières ont chacune une capacité de 5223 mètres cubes, les
secondaires de 11 760 mètres cubes, soit au total 36 410 mètres

cubes. Les entrées et les sorties sont aussi éloignées que possible dans chaque fosse, et, pour obtenir la meilleure décantation des boues, on les a divisées longitudinalement en 3 sections par des murs transversaux. Toutes les combinaisons pour le remplissage des unes ou des autres de ces fosses sont possibles (fig. 27).

Par suite des variations de débit le niveau dans les fosses variait aussi de $0^m,95$ au maximum. Sur ces données la durée

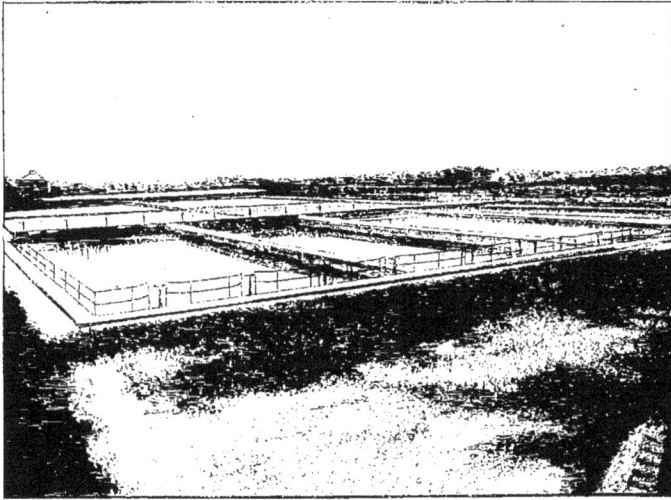

Fig. 27. — Station d'épuration de Columbus (fosses septiques).

du séjour des eaux est de 8 heures 1,2 environ. Toutefois, comme on a reconnu que les résultats satisfaisants étaient obtenus en maintenant un niveau constant dans les fosses, cette méthode est maintenant employée. Les boues s'évacuent par des canalisations au fond incliné puis sont déversées actuellement dans la rivière quand la dilution est suffisante, mais elles seront bientôt envoyées sur des terrains appropriés.

L'effluent après fermentation est dirigé au centre d'un hexagone divisé en 6 triangles équilatéraux dont 4 seulement sont aménagés actuellement. Il est reçu d'abord dans un puits de $4^m,50$ de diamètre et de $7^m,60$ de profondeur, puis dans un puits annulaire de 0ᵐ,90 de longueur. Il passe ensuite dans une série de chambres distributrices construites à la partie supérieure de l'anneau dans lesquelles se trouvent des appareils réglant le débit de 45 400 mètres cubes par jour sous une perte de charge minimum de 225 millimètres.

Chaque lit (fig. 28 et 29), de la forme d'un triangle équilatéral de 151ᵐ,50 de côté occupe une surface de 10 100 mètres carrés, soit une surface totale de 40 400 mètres carrés pour

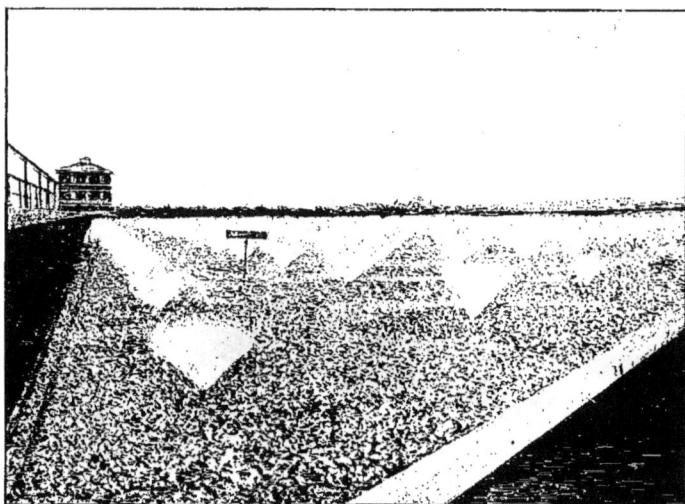

Fig. 28. — Station d'épuration de Columbus (lits bactériens).

les 4 lits, mais comme chaque moitié du lit peut fonctionner indépendamment de l'autre il y a en somme 8 lits de 5050 mètres carrés. Ils doivent épurer normalement 2240 litres par mètre carré avec repos de la moitié du temps, et 4480 litres en service ininterrompu.

Pour prévenir les effets des températures basses le système de distribution a été établi au-dessous de la surface des lits : il consiste en un réseau de canalisations portant des becs pulvérisateurs (¹). Ces becs sont éloignés les uns des autres à une distance de 4ᵐ,60, arrangés de façon à former des triangles équilatéraux. Les premières expériences avaient montré que des résultats satisfaisants étaient obtenus avec une pression constante, mais depuis on les a reconnus meilleurs lorsque la pression change, variation qu'on produit actuellement toutes les heures à la main et on étudie le moyen de l'obtenir avec des appareils automatiques.

Les lits sont construits avec des pierres cassées sur une hauteur totale de 1m,60 ; la partie inférieure composée de morceaux de 75 à 100 millimètres. Dans les lits 1 et 2 les maté-

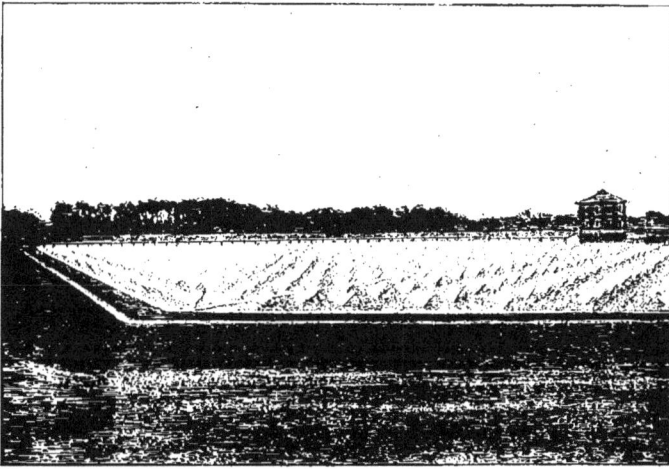

Fig. 29. — Station d'épuration de Columbus (lits bactériens).

riaux placés au-dessus ont une grosseur de 37 à 75 millimètres ; en moyenne 42mm,5. Dans les lits 3 et 4 la grosseur est de 25 à 75 millimètres ; en moyenne 37 millimètres. Ces pierres sont des calcaires du pays cassés à la grosseur voulue et débarrassés de poussières.

Comme l'effluent des lits percolateurs n'est pas parfaitement limpide et comme il contient encore des particules en suspension, il traverse un ou deux bassins de sédimentation avant de se jeter dans la rivière. Chaque bassin a une capacité de 9 000 mètres cubes ; le temps minimum d'écoulement

(¹) Voir vol. 4, p. 99, fig. 12.

de l'eau au travers est de 2 h. 1/2 ; la profondeur est de 1^m,20 à
1^m,35. L'effluent de chaque bassin sort par un déversoir circulaire de 5^m,70 de diamètre, les matières flottantes étant retenues par un cylindre plongeant mobile.

Les résultats d'épuration sont donnés par le tableau suivant comprenant la moyenne des analyses journalières de
janvier et août 1909.

	LITRES PAR M³ PAR JOUR	EN MILLIGRAMMES PAR LITRE					PUTRESCIBILITÉ 24 h. à 37°
		MATIÈRES EN SUSPENSION	OXYGÈNE ABSORBÉ	OXYGÈNE DISSOUS	NITRITES	NITRATES	
JANVIER 1909							
Eau brute criblée	4368	340	100	»	»	»	»
Effluent des fosses septiques. .	»	105	60	»	»	»	»
Effluent des lits percolateurs. . .	»	81	»	»	»	»	»
Effluent des bassins de sédi-mentation	»	50	30	4,6	0,20	0,65	23/30
AOUT 1909							
Eau brute criblée.	5040	126	42,5	»	»	»	»
Effluent des fosses septiques.. .	»	55	32	»	»	»	»
Effluent des lits percolateurs.. .	»	75	18,3	»	»	»	»
Effluent des bassins de sédi-mentation	»	20	18	6,4	»	3,7	1/26

CHAPITRE VIII

ÉLIMINATION DES MATIÈRES EN SUSPENSION

Séparation des matières en suspension dans les eaux d'égout et les eaux industrielles.

D'après James P. Morrington [1].

Dans le 5e rapport de la commission royale anglaise il est clairement démontré que le traitement préliminaire des eaux d'égout le plus économique en usage actuellement est la sédimentation par repos sans addition de réactifs chimiques, mais par contre les frais d'établissement des bassins sont plus élevés. Toutefois la surface des lits bactériens est considérablement moindre que celle exigée par la plupart des autres méthodes, car mieux les matières en suspension auront été éliminées, plus grand pourra être le volume d'eau traité par mètre carré de lit bactérien. Tous les procédés, cependant, qui permettront d'éliminer effectivement et économiquement les matières en suspension auront droit à notre considération; et si, en même temps, ils facilitent la manutention des boues, ce sera grand avantage.

L'auteur décrit deux dispositifs permettant d'atteindre ce but :

Le premier est allemand et s'appelle le *Kessel* (fig. 30); il est formé d'un cylindre terminé par deux cônes, disposé verticalement sur un support en fer ou en briques au-dessus du niveau de la canalisation d'eau d'égout à traiter. L'eau est conduite

[1] *Sanitary Record*, 14 oct. 1909, p. 359.

à siphonner dans le cylindre avec seulement une perte de
charge de 50 à 75 millimètres à la sortie.

Au point voulu de l'égout on pratique une chambre creusée
de 0m,30 ou plus au dessous du radier, dans laquelle descend la courte branche du siphon de façon à toujours plonger
dans l'eau. Du côté
opposé du Kessel
une autre chambre
reçoit la longue
branche du siphon
plongeant égale-
ment, le radier de
l'égout d'évacua-
tion étant de 50 à
75 millimètres plus
bas que le premier
de façon à assurer
le siphonnement.
Au dessous de l'ap-
pareil se trouve
une troisième
chambre dans la-
quelle aboutit un
tuyau partant du
cône de l'appareil
et plongeant aussi
pour l'évacuation
des boues.

L'eau entrant
dans l'appareil par
la petite branche
du siphon qui se
termine en biseau tourné vers le bas à la partie basse du
cylindre, s'y élève et abandonne les parties lourdes en suspension qui retombent dans le cône inférieur, pour s'échapper
par un grand entonnoir placé à la partie supérieure du cylindre et terminé par un tuyau formant la branche longue du
siphon, après s'être débarrassé des parties légères telles que
les graisses qui s'accumulent dans le cône supérieur d'où elles

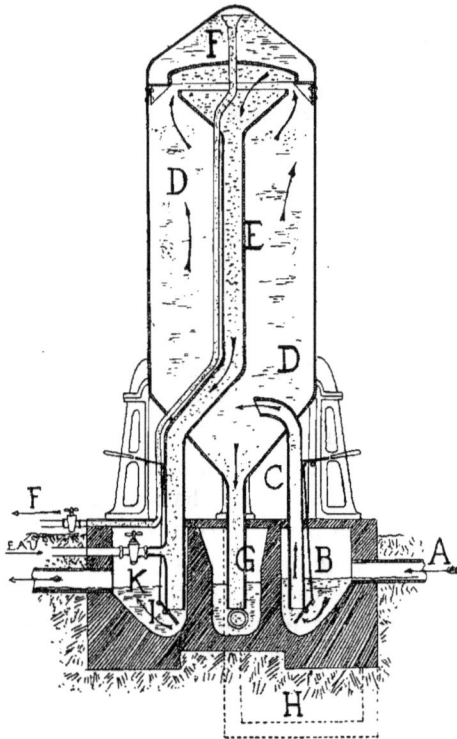

Fig. 50. — Appareil pour la séparation des matières
en suspension dans les eaux d'égout.

sont évacuées par un petit entonnoir et un tuyau qui les dirige
avec les gaz dans une fosse spéciale. Tous les tuyaux sont
munis de vannes. Pour assurer le siphonnement il est nécessaire de remplir au préalable d'eau tout l'appareil, ce qui est
fait en reliant un des tubes du siphon avec la canalisation d'eau
potable.

Le volume d'eau qui peut ainsi être traité dépend de la contenance de l'appareil et de la nature de l'eau d'égout, la vitesse
devant varier de un demi à un millimètre par seconde. Un
appareil de 2ᵐ,40 de diamètre, par exemple, traitera 9 à 18
mètres cubes à l'heure, un autre de 9 mètres de diamètre traitera 115 à 230 mètres cubes à l'heure. La hauteur est limitée
par la pression atmosphérique comparée à la densité de l'eau
à traiter ; elle est de 8ᵐ,1 à 9 mètres. La capacité de l'appareil sera égale au volume de l'eau qui s'écoule pendant 1 h. 1/2
à 3 heures.

Avec cet appareil, des eaux de papeterie ont été débarrassées
de 75 à 90 pour 100 des matières en suspension, suivant la
vitesse d'écoulement, tandis que des eaux d'abattoirs per-
daient 99,7 pour 100 des matières en suspension et 99,6 des
graisses. D'une eau d'égout domestique on éliminait environ
70 pour 100 des matières en suspension.

Le second dispositif est un *séparateur* consistant en une
chambre à sable peu profonde, suivie d'un bassin comparativement petit et peu profond, la capacité de la chambre à sable
étant suffisante pour ralentir l'écoulement de l'eau et permettre aux matières lourdes de se déposer, aux matières
légères de venir flotter à la surface. Les eaux sortent de la
chambre à sable, par une ouverture placée bien au-dessous
de la surface, ne contenant plus en suspension que les
matières les plus finement divisées et dont la densité est très
peu supérieure à celle des eaux d'égout.

Dans le fond large du bassin, ces fines particules se déposent
et la sortie est disposée de façon à éviter tout mouvement du
liquide dont la vitesse est suffisante pour les entraîner. On
obtient ce résultat en divisant le courant sur les bords d'un
grand nombre de petits canaux placés à la surface, exactement,
tous au même niveau, comme avec un très long déversoir. La
vitesse d'écoulement de l'eau auprès du déversoir est si faible

que même les particules les plus fines se déposent. Dans les grandes installations le bassin est divisé en sections pour mieux régler l'écoulement. De plus, il y a doubles bassins, un étant en nettoyage chaque jour pendant que l'autre est en fonctionnement. La capacité totale des bassins peut être égale seulement au volume de l'écoulement maximum pendant une demi-heure, compris la division en deux sections.

À Dorchester où les eaux d'égout contiennent au moins 25 pour 100 d'eaux de brasserie, on a pu éliminer 96,5 pour 100 de matières en suspension.

Un autre avantage est qu'on peut traiter les boues tous les jours sans les laisser s'accumuler. L'auteur pense qu'il est préférable d'évacuer les boues le plus souvent possible. Il ajoute même que dans certains cas l'eau ainsi traitée peut être rejetée à la rivière.

Élimination des matières organiques par grilles et bassins [1].

Par les grilles ou les tamis on peut retenir une certaine quantité de matières organiques flottantes ou en suspension dans les eaux d'égout, variable suivant les ouvertures. Ces cribles ont surtout été employés pour éviter les avaries aux pompes ; les barreaux sont ordinairement espacés de 25 millimètres. Récemment on a reconnu qu'il était très désirable de retenir autant que possible ces matières, par l'emploi de cribles plus fins pour qu'elles ne viennent pas s'accumuler dans les filtres, qu'il est toujours très coûteux de remanier fréquemment. Les procédés modernes d'épuration comprennent deux opérations distinctes : l'élimination des matières en suspension et l'oxydation des matières organiques putrescibles en solution.

On peut dire en général que ce sont les matières en suspension qui, pour la plus grande part, contribuent à donner l'apparence de pollution aux rivières dans lesquelles les eaux d'égout sont rejetées. Leur quantité est très variable non seu-

[1] E. Kuichling. *Eng. Rec.*, 21 mai 1910, p. 669.

lement avec les villes, mais de jour en jour et même d'heure
en heure pour une même ville. Ainsi à *Paterson* cette variation
est de 45 à 641 milligrammes par litre, à *Columbus* de 12 à
842. La plus grande partie de ces matières est d'origine minérale : Ainsi à *Columbus* la proportion est de 150 parties de
matières minérales pour 79 parties de matières organiques.

La majeure partie des matières minérales est si finement
divisée qu'elle ne se dépose pas; seulement celles qui pèsent
plus de 2/10 de milligramme tombent au fond des bassins ou
fosses. La quantité qui est retirée des fosses à sables, calculée
par l'auteur d'après des exemples assez nombreux, est d'environ 100 milligrammes par litre, soit plus du tiers des matières
en suspension des eaux d'égout des villes américaines.

Ce qu'on peut arrêter par les grilles est ordinairement considéré comme insignifiant par suite des espaces relativement
larges entre les barreaux, la quantité peut être évaluée en
moyenne à $12^{mg},5$ par litre d'eau d'égout.

On a employé à Leeds (Angleterre) des plaques de zinc perforées de trous de 5 millimètres. A Wiesbaden (Allemagne) on
a d'abord installé 5 grilles à barreaux espacés de 154 millimètres et 1 millimètre, puis elles ont été changées pour une
série de quatre grilles de 40, 15, 2,5 millimètres et 1,5 millimètre; on retirait dans le premier cas $0^{m3},227$ par 1000 mètres
cubes d'eau et dans le deuxième cas $0^{m3},327$. Avec les appareils de *Riemsch*, plaques tournantes perforées de fentes de
2 millimètres, on retenait à *Dresde* $0^{m3},143$ de matières
par 1000 mètres cubes d'eau en marche continue. L'appareil
de Latham est formé d'une roue entourée de plaques perforées; on obtenait à *Coventry* de $1^{m3},500$ à $1^{m3},860$ de matière
par 1000 mètres cubes d'eau. Il y a environ 12 ans, on
employait presque partout en Angleterre des toiles métalliques
sans fin à mailles de 6 millimètres. On obtint ainsi à *Sutton*
120 kilogrammes par 1000 mètres cubes d'eau ; à *Gottingen*
(Allemagne) $52^{kg},66$ pour le même volume.

Dans ses expériences, Mezger a employé un crible à
mailles de $1^{mm2},55$. Lorsque la toile était au repos, la collecte maximum était par heure de 577 kilogrammes par
1000 mètres cubes, puis pour 4 heures consécutives de
$951^{kg},4$, puis pour 24 heures consécutives 500 kilogrammes,

le minimum en une heure étant de $20^{kg},7$ par 1000 mètres
cubes. Lorsque la toile était animée d'une vitesse de $12^{mm},5$
à 50 millimètres par seconde, la collecte était d'environ
14 pour 100 moindre pendant les 4 heures du plus grand
débit par temps sec. D'après les nombres donnés on peut
évaluer à $0^{m3},496$ par 1000 mètres cubes le volume des matières
retenues.

A *Reading* on a fait ces deux dernières années des expériences de traitement d'eaux d'égout, principalement domestiques et contenant peu d'eaux industrielles et pas d'eaux
de lavage des rues, avec des cribles fins. L'appareil
est formé d'une armature cylindrique tournante de $4^{m},80$
de large et $1^{m},80$ de diamètre recouverte d'une toile métallique à mailles de $0^{mm2},6$. La quantité de matières retenues a
été en moyenne de $0^{m3},177$ par 1000 mètres cubes. On élimine
actuellement de cette manière 90 milligrammes sur les
215 milligrammes de matières en suspension contenues par
litre d'eau d'égout en moyenne.

Les analyses des matières arrêtées par les cribles ont été
faites par Monti à *Berlin*. Les eaux avaient traversé d'abord
des grilles à barreaux espacés de 15 millimètres. La quantité
de matières ainsi retenue n'a pas été relevée durant ces expériences, mais du nombre total contenu dans le rapport de
1900, on peut déduire une proportion de $11^{mg},2$ de
matière par litre. Les expériences furent faites sur des eaux
déjà criblées et partiellement décantées dans les puits d'alimentation des pompes, prélevées à différentes profondeurs.
Ces eaux furent versées sur des tamis de toiles métalliques à
mailles de 7, 4, 2 millimètres, 1 et 0,5 millimètre et on
détermina la quantité de matières en suspension par filtration.
Monti trouva que la série de tamis retenait seulement 13,5
pour 100 des matières en suspension dans l'eau d'une station
et 14 pour 100 dans celle de l'autre station. Pour le caractère
des matières, il donne les observations suivantes :

Tamis de 7 millimètres, matières fécales, papiers, tissus,
matières végétales, feuilles, bois, etc. ;

Tamis de 4 et 2 millimètres, petits fragments de légumes,
feuilles, bois, graines, etc., débris de cuisine ;

Tamis de 1 millimètre, principalement matières gélatineuses formées de débris de légumes, coton, lin, laine, cheveux et tissus musculaires.

Tamis de 0,5 millimètre, mêmes matières que les précédentes, mais plus fines.

En séchant et pesant les matières retenues sont :

Station V. —	Sur les tamis	97	milligr. par litre.
—	— filtres.	633	—
—	— matières totales.	730	—
Station VII. —	Sur les tamis.	55	—
—	— filtres.	215	—
—	— matières totales.	250	—

Les proportions de matières sèches retenues sur chaque tamis pour les deux stations sont :

Tamis de.	7	4	2	1	0,5 mm.
Moyenne.	43,6	4,0	1,1	9,0	52,0 mg.
Maximum	68,0	7,0	1,7	14,0	51,0 mg.
Humidité pour 100.	75-78	75-80	75-80	85-90	90-95

Ceci montre que la plus grande partie des matières en suspension dans l'eau d'égout est extrêmement fine et passe au travers d'un tamis à mailles de $0^{mm},5$; que les matières fécales sont retenues principalement par un tamis à mailles de 6 millimètres. et qu'un tamis à mailles de $1^{mm},25$ est probablement assez fin pour retenir les matières en suspension. ce qui tend à réduire le pourcentage de matières retenues par les tamis. Il faut aussi remarquer un autre fait signalé, c'est la putrescibilité apparemment lente des matières retenues par les deux plus fins tamis.

On a montré que ces matières, ensemencées dans des milieux stériles donnaient lieu à des cultures abondantes, il est à supposer que les microbes y adhérant par leur retenue sur des tamis on diminuera leur nombre dans les eaux.

L'auteur pense que les eaux bien criblées pourraient être rejetées sans épuration dans les rivières. Il faut remarquer que ce traitement est bien moins coûteux que la sédimentation dans de grands bassins avec les difficultés de traitement de la boue et la non-amélioration de l'effluent.

En Allemagne on porte grande attention à cette question et les eaux doivent être complètement clarifiées avant d'être rejetées dans les rivières. Si l'eau d'égout reste trouble après repos de quelques heures dans un bassin, on doit lui faire subir un traitement chimique, principalement dans les villes où existe le tout à l'égout. A la suite des études montrant l'auto-épuration de ces eaux dans les fleuves, on a admis que dans beaucoup de cas il est suffisant d'éliminer de l'eau d'égout seulement les plus grosses matières en suspension, comme celles arrêtées par un tamis à mailles de 3 millimètres (Hambourg et les villes sur le Rhin).

Grilles pour l'élimination des matières en suspension (¹).

On peut retenir les matières volumineuses entraînées par les eaux d'égout au moyen de grilles fixes, mais ces appareils sont d'un nettoyage difficile qui s'effectue à la main de temps en temps. Lorsqu'il survient un orage ou une pluie abondante, l'accumulation de débris sur les grilles est trop grande pour qu'on puisse les retirer facilement, et si cela a lieu la nuit, le nettoyage n'est pas fait faute souvent de personnel.

Les cribles sont maintenant installés partout, quoique leur utilité ait été contestée dans quelques cas ; leur fonction est purement mécanique. Lorsqu'on doit pomper les eaux d'égout, ces cribles sont indispensables pour éviter la détérioration des pompes.

Il existe de nombreux types de cribles automatiques, mais il est toujours difficile de débarrasser les dents des râteaux qui nettoient les cribles des débris qui y sont attachés, ce qui supprime leur action et cause un encombrement.

Il était à désirer qu'on invente un appareil supprimant cette difficulté et dont le mécanisme soit aussi simple que possible, c'est ce qui semble avoir été réalisé dans l'appareil de *E. S. Law.*

L'eau d'égout coule contre une grille à barreaux espacés de 12,5 millimètres. Un rateau, d'une largeur presque égale à

(¹) *Sanitary Record*, 9 déc. 1909, p. 555.

celle du canal, se meut dans deux guides ou courses, il descend sur le lit du canal en s'écartant de la grille, puis les dents entrent entre les barreaux en remontant. Le rateau est maintenu dans la même position pendant son ascension ; à ce moment un ingénieux mécanisme horizontal nettoie les dents du rateau et dépose les débris sur un chemin roulant qui les emporte à un dépôt.

Le mécanisme est simple, robuste et automatique ; placé au-dessus du sol il peut être surveillé et réparé facilement.

Le grand avantage de cet appareil est dans le nettoyage facile des cribles, que les eaux d'égout soient domestiques ou industrielles.

CHAPITRE IX

DISSOLUTION DES BOUES DANS LES FOSSES SEPTIQUES

La question de la dissolution des boues dans les fosses septiques a été de nouveau étudiée par *Spillner* ([1]). Pour se rendre compte de l'importance de cette dissolution, il est nécessaire de choisir d'abord une bonne méthode d'appréciation. La mesure de la hauteur de la couche de boues est insuffisante, car cette hauteur dépend de l'état de fluidité de la masse, et c'est ainsi que certains auteurs ont pu conclure à une dissolution presque complète des dépôts dans les fosses, tandis que d'autres ont trouvé qu'il n'y avait à peu près aucune dissolution. Il est bien préférable d'étudier le problème comme le recommande Dunbar, en plaçant dans les fosses septiques un certain nombre de substances et en déterminant l'intensité de l'action dissolvante par les variations de poids de ces substances : c'est ainsi qu'ont été effectués les essais de Favre, dont nous avons parlé dans un de nos précédents volumes ([2]) et qui ont démontré l'importance des phénomènes de solubilisation qui se produisent dans les fosses septiques.

Les nouveaux essais entrepris par Spillner ont confirmé le fait déjà signalé par Favre, au sujet de la nécessité de faire ces expériences en fosse septique et non pas dans des fûts remplis avec de l'eau provenant d'une fosse septique. Tandis que l'albumine d'œuf, la viande bouillie, le concombre cru, etc., se dissolvent très rapidement dans la fosse septique dans les

([1]) *Gesundheits-Ingenieur.* 32ᵉ année, 1909, nᵒ 50, p. 825.
([2]) Voir vol. IV, p. 30.

expériences de Spillner, la dissolution est très lente dans le
fût rempli d'eau d'égout. On ne saurait attacher trop d'importance à ce fait dans les expériences entreprises sur cette
question.

Spillner a montré également dans son travail que les
décanteurs Emscher, dont nous avons parlé dans un de nos
précédents volumes (¹) permettent une dissolution voisine de
celle des fosses septiques ordinaires, bien que le courant
d'eau y soit beaucoup plus faible.

(¹) Voir vol. IV, p. 62.

CHAPITRE X

UTILISATION DES BOUES, LEUR ANALYSE

Analyses et expériences de E. Damour sur les boues de Colombes et remarques sur leur utilisation [1].

L'auteur a voulu envisager les deux questions suivantes :

1° Utilisation des boues à la production de force motrice et étude de leur pouvoir calorifique;

2° Perspective d'arriver à une récupération de l'azote dans une matière actuellement inutilisée par la culture.

Ces deux points de vue doivent, du reste, toujours être examinés si l'on veut arriver à la solution la plus parfaite, car la question agronomie et la question assainissement se complètent l'une l'autre.

Mais la suite des expériences a montré que les boues d'égout sont trop variables et parfois trop peu azotées pour être le combustible réellement approprié pour un gazogène à récupération d'azote. L'auteur a donc renoncé aux recherches dans ce sens. Il croit avoir résolu d'une façon satisfaisante le problème de la destruction des boues desséchées, en gazogène, avec production de force motrice.

1° Essais chimiques des boues de Colombes :

Dosage sur boue sèche déshydratée à l'étuve à 100°.

Eau.	Cendres.	Combust.	P. calorifique.	Az pour 100.
74,45	47,13	52,87	2,552	9,58

[1] *Bulletin de la Société d'Encouragement à l'Industrie Nationale* (Paris), Janvier 1909, p. 92, et *Bulletin de l'Office international d'hygiène publique*, 1909, p. 1018.

Dosages rapportés à la matière humide.

Mat. organ.	Cendres.	Az pour 100.
15,51	12,04	2,45

Ces chiffres moyens peuvent varier beaucoup d'un échantillon à l'autre.

L'auteur croit pouvoir affirmer que les boues sont faiblement combustibles, sans addition de gadoues ni d'aucun combustible auxiliaire; quant aux boues expurgées de leur eau elles peuvent non seulement brûler, mais même fournir une quantité appréciable de calories.

Telles sont les conclusions résultant de l'étude des boues au laboratoire.

2° Expériences industrielles sur les boues de Colombes.

Essais de combustion. — Les expériences négatives des fours de Meldreim ne doivent pas nous décourager, car il est sûrement possible de réaliser un four pouvant brûler les boues puisqu'elles sont combustibles. Et surtout si l'on ajoute à la boue une certaine proportion de gadoue sèche, on arrivera toujours à résoudre le problème, pourvu que le four soit bien adapté aux conditions particulièrement difficiles de cette combustion.

Gazéification après séchage. — La question de la gazéification des boues et l'emploi des boues après dessiccation à la production de force motrice a été étudiée plus à fond et les conclusions sont plus précises.

Deux solutions sont en présence d'après les expériences faites : 1° La combustion dans les fours avec production éventuelle de chaleur s'il y a excès de calories; 2° la combustion en gazogène, après dessiccation préalable et produisant la force motrice dans les moteurs à explosion.

Les deux solutions sont possibles. L'auteur l'a démontré pour la première au moyen des analyses de boues et il a établi qu'on pourrait l'améliorer sensiblement par une dessiccation partielle par laminage, compression ou mise en tas.

L'auteur l'a démontré plus parfaitement encore pour la
seconde au point qu'il ne soit pas douteux que des moteurs à
gaz de plusieurs centaines de chevaux puissent être actionnés
par la boue d'égout de Paris.

On peut se demander enfin si une solution mixte ne serait
pas encore la meilleure, réunissant les avantages du séchage
économique, et même gratuit, du gazogène qui a fait ses
preuves avec la machine à vapeur : production de gaz qui ser-
virait à chauffer quelques-unes des chaudières actuellement
existantes.

Une telle solution n'exposerait à aucun mécompte : elle
assurerait la destruction des boues; elle donnerait même au
besoin satisfaction à l'agriculture; elle serait en effet un ache-
minement vers la solution complète utilisant le carbone et
l'azote, vers le problème de la récupération des matières ammoniacales et azotées que le système du tout à l'égout rend plus
difficile.

Quelques expériences récentes sur l'utilisation et le traitement des boues des eaux d'égout ([1]).

Le traitement des boues qui doit se faire parallèlement à
l'épuration des eaux d'égout ne donne pas encore, le plus
souvent, des résultats satisfaisants.

Il est établi qu'en règle générale, lorsqu'on peut disposer
de terres cultivées de composition convenable, la boue est
enfouie dans la terre qui est remise en culture par intermit-
tence. La boue peut être aussi pressée après addition de quantités variables de chaux, de façon à réduire le volume à 20 0/0.
Bien que contenant encore 50 pour 100 d'eau, elle est facilement manipulée et employée comme engrais dont la valeur
est augmentée par la présence de chaux. Dans ces conditions
les fermiers la prennent soit gratuitement, soit à un prix très
bas, nullement rémunérateur. Dans quelques villes la boue
pressée est séchée et pulvérisée : elle est alors vendue sous
des noms de fantaisie comme engrais; toutefois, il est très

([1]) *San. Record*, 5 Avril 1910, p. 304 (d'après A. H. VALENTINE).

problématique que ce système puisse être adopté d'une façon générale. A *Londres* et à *Manchester*, on transporte les boues dans des bateaux citernes qui sont déchargés au large dans la mer, mais en grande majorité les villes sont beaucoup moins heureusement situées.

Pendant ces 20 dernières années on a entrepris des expériences dont le but était d'extraire, par dissolution ou distillation, les matières grasses contenues dans les boues. On peut citer par exemple, les procédés Delattre, Vial, celui employé à *Cassel*, et récemment celui de Spence qui ressemble au précédent. Dans ce dernier les eaux d'égout sont additionnées d'acide sulfurique pour les rendre nettement acides. Les acides gras ainsi séparés se précipitent avec les boues. Ces boues, criblées, puis de nouveau acidifiées par l'acide sulfurique, sont chauffées et enfin passées à chaud au filtre-presse. On obtient ainsi des tourteaux, contenant 28 à 50 0/0 d'eau, qui sont pulvérisés et traités dans un extracteur par le benzol ou l'éther de pétrole. La matière grasse est séparée du dissolvant et le résidu solide dégraissé contenant environ 2 0/0 d'azote et de très petites quantités de potasse et d'acide phosphorique est vendu comme engrais.

Il est extrêmement difficile de dire si le procédé donne des résultats financiers satisfaisants; toutefois c'est un moyen pratique de traiter les boues. Il y a toujours une perte inévitable de benzol, ce qui est le point faible du système; aussi des essais sont-ils entrepris en Allemagne pour y remédier.

On a expérimenté à *Bradford* la distillation par la vapeur surchauffée, et il fut établi qu'on peut extraire ainsi pratiquement toutes les graisses.

L'auteur a recherché si les boues avaient une composition différente suivant le temps, il a trouvé à *Oldham* en 1905 :

	Matières extraites par l'éther ou le benzol de la boue sèche acidifiée.	Matières minérales pour 100.
Temps très pluvieux	11	57
— assez humide.	19,7	47,5
— normal	23,6	45
— assez humide (à l'exclusion des pluies d'orage)	22	47

Il est à remarquer que les eaux de pluie entraînent beaucoup de matières minérales ; aussi leur traitement séparé permettrait d'obtenir des boues d'eaux d'égout contenant plus de matières organiques et par suite plus de graisses.

L'auteur a essayé au laboratoire de combiner les deux procédés, c'est-à-dire de traiter la boue sèche acidifiée par la vapeur surchauffée. Il a obtenu une extraction de graisses de bonne qualité, de couleur blanc gris n'ayant que peu ou pas d'odeur. A une température variant de 160 à 170° C, la graisse commence à surnager et forme une masse extrêmement volumineuse, d'aspect neigeux. L'addition d'acide produit probablement la désintégration des matières albuminoïdes qui enveloppent les fines particules de graisses. Le liquide gras acide se solidifie, en se refroidissant, en une masse compacte dont le pourcentage de composés saponifiables est de 88 à 97,5 d'une valeur de 300 à 500 francs la tonne. Comme on peut obtenir 7 à 11 pour 100 de graisses de la boue sèche (proportion variable suivant les provenances), l'auteur pense que, en modifiant les bassins de décantation, on pourrait retirer des bénéfices du traitement des boues.

Le résidu, très faible, brûle facilement. Comme il contient de 1,7 à 3 pour 100 d'azote, sa valeur comme engrais peut être évaluée de 25 à 45 francs la tonne. La quantité d'azote dépendant, comme il a été dit, du temps, il est donc indispensable pour obtenir une proportion convenable d'exclure les eaux de pluie.

Les essais de l'emploi des boues dégraissées pour les cultures de choux, carottes, betteraves et pommes de terre, ont été effectués en mélangeant l'engrais à la terre, lorsque les végétaux en étaient sortis, en quantités correspondantes à celles des autres engrais artificiels. Les résultats, comparés à ceux obtenus sur des sols non additionnés de cet engrais, ont été très favorables : pour les carottes on obtint un accroissement de poids de 15 pour 100, pour les betteraves 25 pour 100 et pour les pommes de terre 18 pour 100 ; les choux étaient plus serrés et plus gros. Bien que ces résultats soient encourageants, il semble que l'azote n'est pas sous une forme complètement utilisable. Il est probable qu'on aurait grand avantage à mélanger ces boues avec des scories ou autres composés phosphatés, de la potasse et aussi du sulfate d'ammoniaque pour en faire un engrais complet.

Les boues contenant une grande proportion de composés carbonés et hydrogénés, il semble qu'on puisse en obtenir des gaz combustibles. Les procédés employés pour la fabrication du gaz d'éclairage ne pouvant être utilisés, il n'est pas douteux que les appareils pour la production du gaz à l'eau, ou de préférence le type semi-eau, donneraient des résultats. Des expériences dans ce sens ont été très satisfaisantes. On peut donc concevoir une installation complète dans laquelle les boues seront séchées, puis dégraissées et enfin traitées pour produire des gaz pour moteurs. Dans ce dernier cas, il sera peut-être possible de récupérer au moins une partie de l'azote sous forme de sulfate d'ammoniaque comme dans les usines à gaz.

L'utilisation des boues ([1]).

La question de l'utilisation des boues a été étudiée d'une façon très intéressante par Hönig dans les essais qu'il a effectués sur les eaux résiduaires de la ville de *Brünn*. Brünn est une ville de 160 000 habitants, très industrielle, et ses eaux d'égout sont constituées par un mélange d'eaux ménagères avec une grande quantité d'eaux de filatures, de tissages, de teintureries, etc. Leur volume atteint environ 23 000 mètres cubes par vingt-quatre heures, soit 144 litres par tête, et comme la consommation d'eau par habitant n'atteint que 80 litres en moyenne, on voit que ces eaux d'égout contiennent une forte proportion d'eaux industrielles. L'étude de la composition chimique de ces eaux, poursuivie pendant deux ans et demi sur plus de 700 échantillons, a donné en moyenne les résultats suivants :

	Grammes.
Matières en suspension par litre	1,6815
Cendres pour 100 de matières sèches	41,76
Matières grasses —	5,96
Azote —	2,82

([1]) *Gesundheits-Ingenieur*, 33e année, 1910, n° 1 et 2, p. 11 et 25 (d'après Hönig).

Ces eaux sont donc riches en boues, d'une teneur normale en cendres et en azote, faible en matières grasses.

L'auteur a soumis en outre 75 échantillons de ces boues à l'analyse élémentaire pour déterminer la valeur calorifique de ces boues et leur teneur en éléments fertilisants pour l'agriculture. Les résultats moyens ont été les suivants :

```
Carbone, pour 100. . . . . . . . . . . . . . . . .    31,04
Hydrogène.  —      . . . . . . . . . . . . . .        5,95
Azote       —      . . . . . . . . . . . . . .        2,87
Oxygène     —      . . . . . . . . . . . . . .       20,75
Cendres     —      . . . . . . . . . . . . . .       41,41
Acide phosphorique pour 100 . . . . . . . . . .       1,65
Potasse              »      . . . . . . . . . .       0,42
Valeur calorifique en calories. . . . . . . . . . .  2908 cal.
```

On voit que la boue renferme en moyenne 58,59 0/0 de matières combustibles dont la composition élémentaire est la suivante :

```
Carbone pour 100 . . . . . . . . . . . . . . . . .   52,97
Hydrogène  —      . . . . . . . . . . . . . . . .     6,74
Azote      —      . . . . . . . . . . . . . . . .     4,89
Oxygène    —      . . . . . . . . . . . . . . . .    35,40
Valeur calorifique. . . . . . . . . . . . . . . . .  4965 cal.
```

Cette composition se rapproche beaucoup de celle de la tourbe, à part le taux d'azote qui est ici environ quatre fois plus élevé, et qui semble pouvoir justifier, comme nous le verrons plus loin, une extraction sous la forme d'ammoniaque.

Sous le rapport de la valeur comme engrais, il importe de remarquer qu'il est facile d'obtenir des boues renfermant 25 pour 100 de matières sèches : dans ces conditions, leur composition chimique, comparée à celle du fumier fermenté, est la suivante :

	Boues.	Fumier fermenté.
Eau pour 100.	75	75
Azote —	0,71	0,50
Acide phosphorique pour 100..	0,41	0,25
Potasse — . . .	0,10	0,63
Cendres — . . .	10,35	4,76
Matières organiques — . . .	14,65	20,24

On voit que si ces boues ont une valeur supérieure à celle du fumier sous le rapport de la teneur en azote et en acide phosphorique, elles ont une valeur bien inférieure sous le rapport de la potasse et surtout des matières organiques : elles donneront par suite moins de matières humiques dont l'action sur les propriétés physiques du sol est si favorable et leur prix ne peut donc atteindre celui du fumier, malgré leur richesse plus grande en azote et en acide phosphorique, d'autant plus qu'elles ne peuvent être utilisées que dans le voisinage immédiat.

L'utilisation agricole étant forcément réduite, il y a lieu d'examiner la question au point de vue de l'utilisation des boues à la fois comme combustible et comme source d'ammoniaque par les matières azotées qu'elles renferment, car il est facile de calculer que la simple utilisation comme combustible, sans récupération de l'azote, n'est pas avantageuse : tous les essais entrepris dans cette voie, ont conduit à de mauvais résultats au point de vue économique.

La première question à résoudre est la dessiccation rapide des boues, pour éviter toute perte en matières organiques. Les boues fraîches renferment en moyenne, à Brünn, 99 pour 100 d'eau et 1 pour 100 de matière sèche. Les essais de l'auteur ont montré que pour obtenir une sédimentation rapide, il faut opérer sous aspiration faible, correspondant à environ 15 centimètres d'eau. Par sédimentation simple, on obtient au bout de trois à quatre heures une boue à 2-2, 5 pour 100, et au bout de dix-huit heures une boue à 3 pour 100 de matières sèches, tandis que par sédimentation sous faible aspiration on obtient au bout de trois à quatre heures une boue à 3 ou 4 pour 100 de matière sèche. Ces essais ont montré en outre que, si l'aspiration permet d'avoir rapidement des boues à 3-4 pour 100 de matière sèche, il faut ensuite beaucoup de temps pour élever la teneur en matière sèche au delà de ce chiffre : il est donc nécessaire d'avoir recours à d'autres moyens pour extraire l'eau de ces boues, et ces moyens doivent être, autant que possible, purement mécaniques, continus, et entraîner une faible dépense de main-d'œuvre et de force motrice pour que la question puisse recevoir une solution économique. Les méthodes essayées jusqu'ici dans ce but n'ont guère donné satisfaction. Le procédé Degener au charbon entraîne une augmentation trop considérable du volume des boues et des frais trop élevés. D'après Reichle et Dost ([1]), on emploie par ce procédé, à *Oberschonsweide*, pour $0^{kg},352$ de boues, $0^{kg},562$ de charbon et $0^{kg},086$ de sulfate d'alumine. D'après Schury et Bujard ([2]) on emploie à *Tegel* pour $0^{kg},657$ de boues, $2^{kg},5$ à 5 kilogrammes de tourbe et $0^{kg},25$ à $0^{kg},50$ de sulfate d'alumine et de fer. Dans les essais effectués à *Brünn*, il a fallu ajouter à la boue son propre poids de charbon pour obtenir une masse qui puisse être pressée. La méthode est donc coûteuse, le volume de boues à traiter est considérablement augmenté, les dépenses de main-d'œuvre sont fortes : cette solution est donc inapplicable.

La centrifugation des boues par l'appareil Schafer ter Meer, dont nous avons parlé dans un de nos précédents volumes ([3]) ne résout pas non plus le problème d'une façon satisfaisante. D'après Reichle et Thiesing ([4]) cet appareil travaille à *Harburg* d'une façon tout à fait continue et automatique, sans main-d'œuvre, et livre une boue très concentrée et ferme, mais il ne permet pas d'obtenir la totalité des boues, dont 40 pour 100 environ s'échappent de l'appareil avec les eaux de centrifugation. On perd ainsi plus de la moitié des matières organiques et seulement un tiers des matières minérales qui sont pour nous les moins intéressantes ; et il est en outre nécessaire de soumettre à un traitement d'épuration complet les eaux très chargées de boues qui s'échappent de l'appareil.

L'auteur a donc été conduit à rechercher un autre procédé qui ne présente pas les inconvénients des presses et des turbines. L'appareil construit dans ce but par F. Abt et breveté, consiste en un tambour tournant formé de deux parties réunies au centre par des vis. Chaque moitié du tambour est munie, sur toute sa circonférence, de compartiments qui s'étendent sur toute sa longueur et qui sont fermés extérieurement par une tôle percée de trous étroits et recouverte d'une toile filtrante. La surface du tambour, ainsi constituée,

---

([1]) *Mitteil. der kgl. Prüfungsanst.* Cah. 8, 1907, p. 165.
([2]) *Mitteil. der kgl. Prüfungsanst.* Cah. 8, 1907, p. 144.
([3]) Voir vol. IV, p. 65.
([4]) *Mitteil. der kgl. Prüfungsanst.* Cah. 10, 1908.

forme la surface filtrante qui peut être placée sous vide partiel. Chaque compartiment est en communication, vers le centre du tambour, avec une chambre commune d'aspiration. Dans la première moitié de l'axe perforé du tambour passe un tuyau qui se rend d'un côté au point le plus bas de la chambre d'aspiration et qui est en communication de l'autre côté avec une pompe à air qui fait le vide dans les compartiments et élimine en même temps l'eau aspirée dans la chambre. Dans la deuxième moitié de l'axe se trouve un tuyau qui permet d'envoyer de l'air comprimé dans chaque compartiment. Le tambour travaille plongé jusqu'à moitié dans les boues à traiter; il est animé d'un mouvement lent de rotation. On fait le vide dans la chambre d'aspiration; les boues sont aspirées et viennent former une fine couche sur la surface filtrante du tambour; par suite de la rotation continue, elles se trouvent bientôt au dehors et perdent de plus en plus d'eau jusqu'à ce qu'un dispositif spécial arrête l'aspiration dans chaque compartiment et la remplace par une pression d'air comprimé. Cette pression projette sur un transporteur mécanique la mince couche de boues qui adhère à la partie externe du compartiment. La boue est ainsi détachée mécaniquement sans aucune main-d'œuvre et la paroi filtrante se trouve ainsi parfaitement débouchée de l'intérieur vers l'extérieur.

Ce dispositif est expérimenté depuis un an à *Brünn*; la surface filtrante du tambour est de $1^{m2},90$; sa vitesse de rotation est d'un tour en huit minutes. Dans ces conditions, on a pu obtenir par heure et par mètre carré de surface filtrante $33^{kg},3$ de boues à $22,5$ pour 100 de matière sèche, provenant d'une boue décantée à 3 ou 4 pour 100 de matière sèche. L'aspiration n'a pas dépassé 400 millimètres de vide, l'air comprimé 1 kilogramme à $1^{kg},5$ de pression. La boue aspirée sur le tambour y forme une couche de 2 à 5 millimètres d'épaisseur; au moment de la séparation par l'air comprimé, elle a l'aspect de fines lamelles qui se détachent très facilement. Les essais poursuivis pendant un an avec cet appareil ont montré qu'on peut, par cette méthode, obtenir des boues à $28/30$ pour 100 de matière sèche, d'une façon continue, par voie purement mécanique et sans grosses dépenses de force motrice. Les résultats sont encore meilleurs quand on soumet

la boue à une sorte de filtration préalable pour l'amener à
8/10 pour 100 de matière sèche avant de la traiter dans le

Premier Essai.

DATE	POIDS en KG.	DURÉE de la DISTIL- LATION en HEURES	RENDEMENT EN GAZ		COMPOSITION DU GAZ INCOMPLÈTEMENT PURIFIÉ En volumes pour 100						
			En mc.	Pour 100	CO²	C²H²ᵃ	CH⁴	CO	H	O	Az.
12 fév.1907	48	2 1/4	10,9	22,8	20,4	10.6	18,2	11,6	29,4	0,4	9,4
—	46	2 3/4	9,0	19,5	19,5	5,8	15,7	11,7	36,5	1,9	10,9
—	44	2 1/2	10,5	23,9	13,5	2,5	18,0	14,5	41,7	0,2	9,7
—	45	2	11,6	25,8	3,0	0,4	13,2	24,5	49,5	0,4	9,0
—	48	2 1/2	11,2	23,5	—	—	—	—	—	—	—
—	41,5	2 1/2	10,0	24,1	—	—	—	.-	—	—	—
Moyenne.	45,4	2 1/2	10,5	23,2	14,1	4,3	16,1	15,6	39,3	0,7	9,8

Rendement moyen en coke, en kilogrammes   28,8
      »   »   pour 100 de boues 63,5

Deuxième Essai.

DATE	POIDS en KG.	DURÉE de la DISTIL- LATION en HEURES	RENDEMENT EN GAZ		RENDEMENT EN COKE		COMPOSITION DU GAZ INCOMPLÈTEMENT PURIFIÉ En volumes pour 100						
			En mc.	P. 100	En kg.	P. 100	CO²	C²H²ᵃ	CH⁴	CO	H	O	Az.
25 fév.1908	56	2 1/2	14,5	26,1	27,0	48,2	24,8	14,0	23,1	8,8	20,8	1,2	7,3
—	56	2 1/2	12,5	22,3	28,5	51,0	23,0	13,3	19,8	10,4	26,9	0,8	5,6
—	56	2 1/2	14,1	25,2	33,5	60,0	16,2	8,2	23,4	8,1	35,8	0,7	7,6
—	56	2 1/2	13,3	23,8	29,5	52,7	16,3	4,6	19,4	12.6	39,4	0,9	6,8
26 —	56	2 1/2	12,6	22,5	27,0	48,2	13,9	3,6	21,8	14,9	39.9	0.3	5,6
—	56	2 1/2	12,2	21,8	28,5	51,0	4,7	0,9	18,1	12,0	44,8	0,5	7,1
—	56	2 1/2	10,5	18,8	31,0	55,3	6,3	0,2	16,8	20,8	46,7	0,9	8,2
—	56	2 1/2	10,8	19,3	29,5	52,7	—	—	—	—	—	—	—
Moyenne.	56	2 1/2	12,6	22,5	29,3	52,4	15,0	6,4	20,3	12,5	36,3	0,7	6,9

tambour. Le travail s'effectue alors de la façon suivante : les
boues des décanteurs, contenant environ 1 pour 100 de matière sèche, sont abandonnées d'une façon continue à la sédimentation sous faible aspiration de 15 centimètres d'eau,

pendant trois à quatre heures, afin d'élever la teneur en matière sèche à 3 ou 4 pour 100. La filtration qui lui succède permet d'obtenir une boue à 8/10 vour 100 de matière sèche, et le traitement de cette boue au tambour filtrant livre une boue à 28/30 pour 100 de matière sèche, après une durée totale de travail de douze à quinze heures. Cette dernière boue est ferme et se transporte facilement.

Si l'on veut l'utiliser comme combustible et comme source d'ammoniaque, il faut alors procéder à une dessiccation plus complète par la chaleur. Les essais d'utilisation des boues comme combustible sont nombreux, mais ils ont toujours porté non pas sur les boues seules, mais sur des mélanges de boues et d'autres matières combustibles, et bien que les conditions d'utilisation soient ainsi améliorées, les résultats n'en ont jamais été bien satisfaisants. Pour pouvoir arriver à une solution économique, il faut y joindre la récupération de l'azote sous forme d'ammoniaque. Des essais ont été faits dans ce but, à l'usine à gaz de *Brünn*, sur la distillation sèche des boues. On a utilisé les boues provenant du traitement au tambour filtrant, après dessiccation complémentaire à 5/10 pour 100 d'eau. Les cornues ont été chargées avec 46 à 56 kilogrammes de boues et la distillation sèche était terminée au bout de 2 heures à 2 heures 1/2. Le chargement pourrait être beaucoup plus fort si les boues étaient façonnées au préalable en briquettes. Les résultats obtenus dans deux séries d'essais, l'un fait avec 272^{kg},5 de boues, l'autre avec 448 kilogrammes, sont réunis dans les tableaux suivants :

Composition du coke.

Essai N°	Eau 0/0	C 0/0	H 0/0	O 0/0	Az 0/0	Cendres 0,0	Valeur calorifique calculée en calories.
1	»	26.65	0,62	6,50	0,65	65,78	2263
2	3,75	27,50	0,90	2,47	0,67	65.53	2407

Rendement en ammoniaque.

Essai N°	Quantité de boues travaillées en kg.	Ammoniaque obtenue en kg.	Rendement pour 100 de boue distillée.
1	272,5	1,5566	0,565
2	448,0	4,2917	0,957

On voit qu'on peut obtenir en moyenne, par 100 kilo-

grammes de boues, 22,8 mètres cubes de gaz non purifié qui
a les caractères d'un excellent gaz d'éclairage et de chauffage
quand on le débarrasse de son acide carbonique. En outre,
comme cette gazéification s'est faite dans des appareils défectueux, sans le secours d'un exhausteur, on peut compter que
ce rendement est de 20 pour 100 inférieur à la réalité. On
obtiendrait donc 27^{m3},4 de gaz par 100 kilogrammes de boues
dans un travail normal. Il est intéressant de comparer ces
chiffres avec ceux qui ont été obtenus par Bujard à *Francfort*,
en 1902 et 1903 [1], et avec les boues mélangées de tourbe à
Tegel [2], et réunis dans le tableau suivant :

BOUES PROVENANT DE	RENDEMENT MOYE. par 100 kg.			COMPOSITION DU GAZ INCOMPLÈTEMENT PURIFIÉ en vol. pour 100.							VALEUR CALORIFIQUE calculée en calories.	
	GAZ mc.	COKE 0;0	Az H³ 0;0	CO²	C^{n}H²^n	CH⁴	CO	H	O	Az	GAZ	COKE
Brünn 1907..	25,2	63,5	0,565	14,1	4,3	16,1	15,6	39,3	0,7	9,8	5713	2263
— 1908...	22,5	52,4	0,957	15.0	6,4	20,5	12.5	36,3	0,7	6,9	4077	2407
Francfort 1902.	18,1	46,0	—	15,0	6,8	16,6	21,8	30,8	—	9,0	4078	—
— 1903.	21,0	55,0	—	17,2	4,8	9,8	25,8	40,7	—	3,7	5670	—
Tegel 1907. .	26,0	31,4	—	16,2	8,8	15,4	17,1	32,4	—	9,8	4178	—

On voit que ces chiffres sont très voisins les uns des autres,
ce qui prouve que les boues ont une composition voisine de
celle de la tourbe, puisque les essais de Tegel, qui se rap-
portent à des boues mélangées avec une grande quantité de
tourbe, ont conduit à des chiffres à peu près identiques.

Après purification, le gaz des boues présente, comparé au
gaz d'éclairage ordinaire, la composition suivante :

	Composition en volumes pour 100.							Valeur calorifique calculée en calories.
	CO²	C²H²⁴	CH⁴	CO	H	O	Az	
Gaz de boues purifié de 1908.	2,2	7,3	25,5	14,4	41,7	0,8	7,9	4759
Gaz de boues purifié de 1908.	2,2	4,8	18,1	17,5	44,2	0,8	12,0	4122
Gaz purifié ordinaire de l'usine à gaz Brünn.	2,2	3,1	26,8	11,1	50,0	0,6	6,2	4587

[1] *Zeitschrift f. Untersuchung von Wahrungs und Genussmitteln*, 1907,
t. II, p. 145.
[2] *Mittell. a. d. Kgl Prüfungsanst*, 1907. Cah. 8, p. 147

On voit que le gaz de boues est un gaz d'éclairage excellent et que sa valeur pour le chauffage est voisine de celle du gaz ordinaire. Naturellement, la purification qui élimine la plus grande partie de l'acide carbonique diminue le rendement en gaz d'environ 13 pour 100, de sorte qu'on obtient finalement par 100 kilogrammes de boues un rendement de $23^{m3},8$ de gaz d'éclairage et de chauffage purifié.

Les chiffres obtenus pour l'ammoniaque montrent que les boues permettent d'en obtenir trois à quatre fois plus que le charbon dans la fabrication normale du gaz. Comme la quantité de boues sèches peut atteindre à *Brünn* 37 tonnes par jour, on compte un rendement industriel moyen de $0^{kg},75$ d'ammoniaque, d'une valeur de plus de 100 francs.

Le coke resté dans la cornue après distillation représente plus de la moitié de la boue introduite et possède encore un pouvoir calorifique de 2200 à 2400 calories. On le brûle très facilement dans les fours à incinération d'ordures ménagères, et il peut servir par suite à la dessiccation de la boue. On peut réduire aussi de moitié la dépense de calorique nécessaire pour cette dessiccation. En effet, pour amener 100 kilogrammes de boues renfermant 25 pour 100 de matière sèche à l'état de boues à 85 pour 100 de matière sèche, il faut vaporiser 60 kilogrammes d'eau, ce qui exige 57 800 calories. Mais on obtient par 100 kilogrammes de boues à 25 pour 100 de matière sèche environ $14^{kg},5$ de coke dont le pouvoir calorifique moyen est de 2300 calories, ce qui donne 33 350 calories par 100 kilogrammes de boues. En admettant une utilisation de 70 pour 100 seulement, on a donc déjà, par la simple combustion de ce coke 23 300 calories disponibles, soit 61 pour 100 de la quantité nécessaire pour la dessiccation des boues jusqu'à 15 pour 100 d'eau. On peut également utiliser pour cette dessiccation, la chaleur provenant du refroidissement des gaz des foyers de distillation sèche. Cette distillation exigeant 4 kilogrammes de coke par 100 kilogrammes de boues à 25 pour 100 de matière sèche et chaque kilogramme de coke pouvant donner environ 9 mètres cubes de gaz, on peut calculer que si ces gaz possèdent à la sortie une température de 700 degrés, ils peuvent fournir 8120 calories; et si on utilise seulement 70 pour 100 de cette chaleur, on obtient encore

5684 calories, soit environ 15 pour 100 de la quantité nécessaire pour la dessiccation des boues jusqu'à 15 pour 100
d'eau. On peut donc récupérer en tout 76 pour 120 du calorique nécessaire à la dessiccation ; le reste, environ 9000 calories par 100 kilogrammes de boues à 25 pour 100 de matière
sèche, devrait être fourni par un combustible quelconque,
par exemple par 2 kilogrammes de charbon d'un pouvoir
calorifique de 6500 calories et utilisé à 70 pour 100, ce qui
constitue en somme une assez faible dépense.

On peut tirer de l'étude qui précède les conclusions suivantes :

1° Les boues des eaux résiduaires de la ville de *Brünn* peuvent
être entièrement obtenues mécaniquement, d'une façon continue, sous la forme de lamelles à 25 pour 100 de matière
sèche par la sédimentation sous vide faible, la filtration et le
traitement au tambour filtrant de Abt ;

2° La dessiccation plus complète, jusqu'à 15 pour 100
d'eau, de ces lamelles, peut se faire avec une simple dépense
de 2 kilogrammes de charbon par 100 kilogrammes de boues,
à condition de récupérer la chaleur des gaz des foyers de distillation sèche et d'utiliser comme combustible le coke provenant de cette distillation des boues ;

3° Les boues ainsi desséchées, soumises à la distillation
sèche dans des cornues donnent, par 100 kilogrammes,
23 mètres cubes de gaz purifié, de valeur égale au gaz
ordinaire pour l'éclairage et le chauffage, et au moins
$0^{kg},75$ d'ammoniaque et 52 à 63 kilogrammes de coke.

Cette utilisation semble pouvoir couvrir les frais d'exploitation et fournirait ainsi une solution radicale pour la question des boues. Il serait intéressant d'étendre ces expériences
aux boues des villes qui ont de grosses difficultés à se débarrasser de ces résidus.

CHAPITRE XI

Principes fondamentaux de l'épuration des eaux d'égout (¹).

Le premier principe de l'épuration est ce que *Hering* appelle la *surface bactérienne* (bacterial surface). Il est reconnu que l'étendue superficielle d'une couche de 38 millimètres de gravier est seulement environ la moitié de celle d'une égale couche de laitier de même grosseur, et que l'action épurante d'un filtre est directement proportionnelle à ces étendues superficielles. Les valeurs données ne sont que de grossières approximations, mais elles sont suffisantes pour appuyer la proposition de l'auteur. Admettant qu'on peut obtenir l'épuration désirée en prévoyant $46^{m^2},5$ de surface bactérienne par personne et qu'il est souhaité d'employer du coke de rebut et une hauteur de filtre maxima de $1^m,80$, le diamètre moyen des grains pour obtenir l'épuration est environ 50 millimètres.

Le deuxième principe est décrit sous le terme de *liquidité*. L'oxydation ne peut se faire que si la matière organique est sous la forme liquide, peut-être semi-liquide ou colloïdale. Une condition indispensable d'épuration est donc de retenir autant que possible les matières en suspension.

Le troisième principe est une abondante *distribution d'air*. Rideal a calculé que pour nitrifier les eaux d'égout anglaises il faut environ un volume d'eau égal à la moitié de celui de l'eau d'égout. En Amérique le quart du volume serait suffisant

---

(¹) *Eng. News.* Vol. 61-1909, p. 495-585-605 (d'après Rudolph Hering).

en moyenne. Ces nombres sont des minima et il est recommandé d'en fournir un grand excès.

La *longueur du temps de percolation* est à considérer, car il y a une relation entre le temps de passage à travers le filtre et le degré d'épuration obtenue. Ce temps dépend nécessairement du traitement préliminaire de l'eau d'égout et est fonction du taux de distribution et de la grosseur des matériaux. Il est nécessaire d'avoir des renseignements plus nombreux qu'actuellement pour donner le temps nécessaire à l'obtention des différents degrés d'épuration.

Quelques expériences de Clifford en Angleterre indiqueraient qu'un contact d'une centaine de minutes donnerait un bon effluent non putrescible.

L'*effet de la température* ne s'est pas montré nuisible dans le Nord de l'Europe, même pour les sprinklers. Malheureusement il n'en est pas de même dans certaines parties des États-Unis et on doit rechercher si, en enfermant dans des constructions ou en couvrant les lits filtrants, on n'accroîtra pas suffisamment leur efficacité pour compenser les dépenses des dispositifs de protection.

L'auteur étudie en détail les dispositifs de *distribution*. Il compare les becs pulvérisateurs fixes et les sprinklers mécaniques. Il énumère pour les premiers les avantages; les becs sont faciles à entretenir, moins sensibles à la gelée, ils n'exigent pas de force motrice et donnent une pulvérisation plus fine; ils s'adaptent plus facilement à la surface irrégulière des lits. Par contre les distributeurs mobiles donnent une distribution plus parfaite. Il résume ces considérations en établissant la formule algébrique :

$$p = b\,a\,t$$

dans laquelle p représente le degré d'épuration d'un type arbitraire, b la surface bactérienne, a le volume d'eau exigé par pied cube et par jour, t le temps de contact. Si on applique cette formule à trois exemples de villes européennes, on trouve que le degré d'épuration représenté par 216 000 donne un effluent excellent, par 73 000 un effluent seulement bon, et par 17 000 un effluent à peine passable.

Étude comparative sur les lits bactériens à double contact et les lits continus.

Farmer ([1]) a constaté que, dans le procédé de contact, c'est le volume des matériaux mis en œuvre qui détermine la quantité d'eau qui peut être épurée dans chaque lit. Au contraire, avec les lits percolateurs, il faut prendre comme point de repère la surface du lit. Ces observations sont confirmées par les expériences de l'auteur qui ont montré qu'avec un lit percolateur circulaire, dont la moitié avait une hauteur de $2^m,10$ ($1^m,50$ de gravier et $0^m,60$ de morceaux de briques), tandis que l'autre moitié n'avait qu'une hauteur de $1^m,20$ ($0^m,15$ de gravier et $1^m,05$ de morceaux de briques), la partie basse du lit fournissait, *par mètre cube de matériaux*, un travail de 75 pour 100 plus élevé que l'autre partie, et avec une meilleure épuration.

Pour comparer le pouvoir épurant des lits de contact et des lits percolateurs, on a utilisé 0,84 hectare de lits de contact, d'un volume total de 9500 mètres cubes de matériaux, et 0,64 hectare de lits percolateurs, d'un volume total de 8900 mètres cubes de matériaux. La hauteur des lits de contact était de $1^m,20$, celle des lits percolateurs de $1^m,50$. Au bout de 4 ans de fonctionnement, les lits de contact avaient perdu 62 pour 100 de leur capacité pour l'eau. Les résultats obtenus par Farmer montrent en outre que les lits percolateurs ont épuré en deux ans plus d'eaux d'égout que les lits de contact en quatre ans et qu'après deux ans de fonctionnement, les quantités d'eaux épurées par les lits percolateurs en un temps donné étaient restées les mêmes qu'au début. Il n'y avait donc aucune diminution de la puissance épuratrice. En outre le fonctionnement des lits percolateurs demande moitié moins de main-d'œuvre que celui des lits de contact.

[1] *Surbeyor*, 1909. Vol. 55, p. 755 et *Wasser und Abwasser*. Vol. 2, n° 9, p. 582.

Études sur la répartition de l'eau dans les lits bactériens percolateurs (¹).

Ces études ont eu pour but de déterminer les directions que prennent latéralement les eaux, à travers un lit percolateur, après avoir été déversées en un point de la surface. Pour trancher cette question, Taylor a disposé sur un sol imperméable un lit bactérien circulaire dont le fond était divisé en dix rigoles concentriques : chacune de ces rigoles portait un tuyau d'évacuation indépendant. La hauteur du lit a varié de $0^m,30$ à $1^m,80$: on pouvait ainsi se rendre compte de la répartition de l'eau aux différentes hauteurs. Le déversement de l'eau s'est fait goutte à goutte au milieu du lit à la dose de $2^{cc},5$, 7 centimètres cubes, 25 centimètres cubes, 65 centimètres cubes et 250 centimètres cubes par minute. Les matières expérimentées ont été le sable à grains de $0^{mm},18$, le gneiss à grains de $18^{mm},30$ et 50 millimètres et le porphyre à grains de 5 millimètres. Les expériences ont donné les résultats suivants : l'eau qui filtre prend une direction plus oblique avec les fins matériaux qu'avec les matériaux grossiers; les courbes de répartition se rapprochent des paraboles. La moitié environ de l'obliquité latérale à atteindre est atteinte après $0^m,30$ dé parcours dans un lit de $1^m,80$ de hauteur; après un parcours de $1^m,80$, les lignes de répartition sont sensiblement verticales, sauf avec les matériaux à grains de 5 millimètres où elles sont encore obliques. Les changements dans le volume d'eau déversé à la surface n'amènent aucune modification des courbes avec les fins matériaux : on observe des modifications plus sensibles avec les matériaux grossiers.

L'auteur a entrepris ensuite d'autres essais en effectuant le déversement du liquide sur plusieurs points au lieu d'un seul. Il a pu constater que le liquide se répartit, comme dans les expériences précédentes, jusqu'à ce que les courbes se coupent. Les quantités d'eau qui se rencontrent alors se réunissent et gênent ainsi la répartition régulière de l'eau dans le lit, car

(¹) (*Eng. Record*, 1909, vol. 59, p. 510 et *Wasser und Abwasser*. Vol. 2, nᵒ 10. p. 433). (D'après Taylor.)

elles s'écoulent plus rapidement à cause de leur masse plus considérable. Ces troubles dans la répartition deviennent très rapidement de plus en plus forts quand on augmente les quantités d'eaux déversées.

Il résulte en général de ces expériences que la répartition de l'eau au fond du lit est souvent plus irrégulière qu'à la surface; qu'il est avantageux de répartir très également l'eau à la surface du lit et enfin qu'un déversement continu et lent est plus favorable à une bonne répartition latérale que des déversements subits en grande quantité.

Nouveaux dispositifs d'épuration biologique [1].

L'auteur signale quelques nouveaux dispositifs d'épuration biologique. Grzineck et Gerlach ont breveté un système d'épuration biologique dans lequel des canalisations d'aspiration sont réparties *au-dessous* du lit bactérien, ce qui permet d'aspirer à volonté le liquide ou l'air régulièrement à travers le filtre. L'aspiration se fait au moyen d'une pompe.

Lucas, de Levallois-Perret (Seine) a fait breveter également un appareil d'épuration constitué par des chambres d'oxydation qui alternent avec des filtres : ces chambres et ces filtres sont superposés en colonne. Les chambres d'oxydation portent sur leurs parois des orifices qui sont réunis avec une cheminée qui traverse tout l'appareil et amène l'air extérieur. Ce dispositif a pour but d'assurer une circulation régulière d'air frais dans la colonne.

W. Hartley a imaginé un nouveau Sprinkler où les obstructions sont rendues beaucoup moins gênantes grâce à la disposition, sur le bras principal, d'un certain nombre de tubes secondaires, placés obliquement sur ce bras et reliés à lui par un robinet. Chacun de ces tubes peut être nettoyé isolément et porte les trous d'écoulement de l'eau.

Enfin Fr. Steinle a fait breveter un système de répartition de l'eau sur les lits bactériens par gouttières longitudinales et

[1] *Wasser und Abwasser*. Vol 2, n° 10, p. 415. (D'après MAX SCHALL).

transversales, dans lesquelles on place des matières fibreuses, telles que l'asbeste ou amiante, qui assurent une répartition toujours régulière.

Nouveaux types de réservoirs à chasses automatiques (fig. 31).

Systèmes A. DEGOIX (de Lille).

Type N° 1. — Les ingénieurs et les architectes qui utilisent les réservoirs à chasses automatiques, soit pour le nettoyage périodique des égouts, soit pour l'épuration bactérienne, savent tous quelles difficultés de fonctionnement ces appareils présentent quand l'eau qu'il s'agit d'emmagasiner pour la chasse n'a qu'un très faible débit. Ces eaux s'écoulent au fur et à mesure de leur arrivée, en glissant le long des parois, sans provoquer l'amorçage du siphon et par suite, sans obtenir le but que l'on voulait atteindre.

L'appareil dont nous représentons le schéma ci-joint n'a pas cet inconvénient. Il fonctionne invariablement et sûrement quand le niveau d'eau dans le réservoir a atteint la hauteur fixée; l'importance du débit d'emplissage n'ayant plus aucune action sur l'amorçage du siphon et par suite sur le fonctionnement de la chasse.

Ces réservoirs, installés en plusieurs endroits, n'ont jamais occasionné aucun mécompte. Il en existe de toutes dimensions, jusqu'à un débit de chasse de 15 à 20 mètres cubes par minute.

Type Nᵒˢ 2 et 3. — Dans les types 2 et 3 on obtient également la dépression dans le tube central, mais non plus à l'aide d'un flotteur.

Un petit tuyau de trop-plein a été fixé sur le réservoir, à la hauteur précise où doit partir la chasse.

Quand les eaux ont atteint ce niveau, elles s'écoulent par le trop-plein et remplissent un godet à déversement qui, en basculant, entraîne la dépression désirée. Le godet revient ensuite à sa position primitive.

Ces deux derniers types s'appliquent de préférence aux réservoirs de grandes dimensions avec de faibles débits.

Fonctionnement. — Pendant l'emplissage du réservoir de chasse *e*, l'eau s'élève en même temps dans ce réservoir et dans l'intervalle compris entre la cloche *J* et le tube central

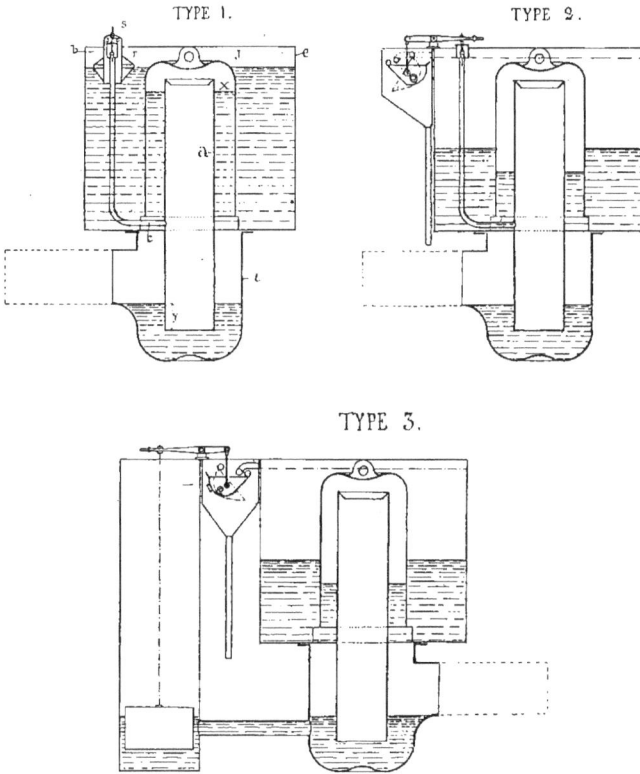

Fig. 51. — Réservoirs à chasses automatiques, système Degoix.

a en conservant toujours une différence de niveau égale à la plongée *y* dans le siphon inférieur, et cette plongée *y* représente en eau la compression de l'air dans l'intérieur du tube central.

Ceci dit, on comprend que si, au moment où le niveau d'eau *x* va se rapprocher du niveau supérieur du tube central, on diminue la pression d'air intérieure qui, jusqu'alors, était égale à y, le niveau x va s'élever brusquement et les eaux vont s'écouler abondamment dans l'intérieur du tube central, quand bien même le débit d'arrivée ne se ferait que goutte à goutte, le siphon sera infailliblement amorcé.

Ce résultat est obtenu dans le type n° 1 par une soupape à air qui s'ouvre sous l'action d'un flotteur quand, dans le réservoir, l'eau a atteint le niveau fixé.

CHAPITRE XII

ÉPANDAGE. — VALEUR AGRICOLE DES EAUX D'ÉGOUT

Quelques considérations sur l'emploi et la valeur en agriculture des eaux d'égout [1].

Les eaux d'égout renferment principalement les déchets de l'alimentation rejetés avec les fèces et les urines humaines; le but à atteindre est de les épurer sans nuisance et avec le plus grand avantage possible. La plus grande partie de l'azote, de l'acide phosphorique et de la potasse des aliments peut être utilisée en irrigation terrienne; mais dans les villes où la population est très dense, les eaux d'égout ont une composition très différente de celle indiquée plus haut et contiennent des produits autres que ceux qui peuvent servir d'engrais. Il s'y joint aussi des savons, des graisses, des eaux de lavage et des eaux résiduaires industrielles. Toutes ces matières étrangères de peu de valeur agriculturale réduisent de beaucoup la valeur pratique des excreta. Les eaux d'égout peuvent être considérées comme du fumier de ferme, excepté que, dans ce dernier, les excreta sont dilués dans la paille qui n'est pas tout à fait sans valeur comme engrais, tandis que dans l'eau d'égout la dilution est considérablement plus grande, avec un liquide qui présente quelques avantages au point de vue physique largement contre-balancés par des inconvénients dans l'emploi.

[1] *Sanit. Rec.*, 21 et 28 juillet 1910, pages 57 et 75. (D'après VOELCKER.)

Les excreta solides représentent la partie des aliments la moins digérée, celle qui a été la moins transformée, contenant l'acide phosphorique, la chaux, la magnésie et la silice, avec comparativement peu d'azote sous une forme difficilement assimilable. La partie liquide renferme tous les sels alcalins et des composés azotés organiques capables de donner très facilement de l'ammoniaque.

Les produits utiles à l'agriculture sont : l'azote, l'acide phosphorique, la potasse, un peu la chaux et, au point de vue physique, l'eau. Les graisses, savons, etc., n'ont pas de valeur, mais agissent cependant en retardant les décompositions de façon à rendre utilisables les autres composés organiques. La cellulose est pratiquement sans valeur, de même la silice, l'alumine, l'oxyde de fer, la magnésie, la soude ; de plus ils peuvent être, comme le chlorure de sodium, nuisibles.

Dans les eaux d'égout l'azote se trouve sous une infinité de formes depuis les plus simples, azote gazeux, jusqu'aux plus compliquées ; l'acide phosphorique en composition soluble avec la potasse ou la soude, ou insoluble avec la chaux ou la magnésie ; la potasse se présente surtout dans les sels solubles.

Les matières carbonées ne sont pas sans importance : elles changent la nature physique du sol, le rendent plus meuble et concourent à la formation de l'humus.

La valeur totale des excreta d'un homme est par an de 13 fr. 10.

Si toutes ces matières pouvaient être utilisées directement, il y aurait peu de pertes ; mais on sait que les matières organiques azotées solubles ou insolubles doivent être transformées pour pouvoir être assimilées par les plantes. Jusqu'à ces derniers temps on croyait que seuls les nitrates étaient assimilables. Les travaux de Russell et Hutchinson ont montré que lorsque les conditions excluent la nitrification, les plantes sont capables d'utiliser les sels ammoniacaux. Néanmoins, c'est principalement sous la forme de nitrates que les plantes absorbent l'azote et tous les efforts doivent tendre à obtenir une nitrification active, pour laquelle il faut la présence d'une base, la chaux, une température convenable et une bonne aération. Il faut mentionner aussi la dénitrification pendant laquelle les nitrates formés sont décomposés le plus souvent avec dégagement d'azote gazeux.

Les matières organiques carbonées non azotées donnent de l'acide carbonique qui peut être utile en désorganisant le sol et en libérant certains facteurs de fertilité de leurs composés plus insolubles. La même action est produite par l'eau, surtout conjointement avec l'acide carbonique dissous.

Les plantes semblent pouvoir assimiler directement les composés minéraux de l'eau d'égout ; mais il est nécessaire que ces composés puissent être retenus dans le sol jusqu'au moment de l'emploi. Les phosphates solubles, lorsque le drainage n'est pas excessif, sont fixés par les composés de fer et d'alumine du sol où les racines des plantes peuvent les trouver ; il en est de même pour la potasse.

Connaissant les composés utiles à l'agriculture qu'on peut rencontrer dans les eaux d'égout, il y a lieu de considérer les transformations qui s'accomplissent dans ces eaux par leur irrigation sur le sol. Si l'on employait la méthode chinoise d'utiliser les excreta en les recueillant séparément et en les déversant sur le sol, on subirait le minimum de perte pour le plus grand profit des cultures ; mais cette pratique n'est plus en usage dans nos pays et même le Earth-closet (cabinet à terre) ne peut être pris en considération. On a adopté le tout à l'égout, et ce sont les eaux qu'il produit dont il est question dans ce travail.

La plus grande difficulté provient de l'eau qui en forme la majeure partie. L'eau dilue d'abord d'une façon considérable les principes fertilisants : ainsi l'azote se trouve dans la proportion de 22 milligrammes par litre, l'acide phosphorique 13 et la potasse 9 milligrammes par litre. Le déversement d'un si grand volume de liquide sur le sol amène l'entraînement d'une grande quantité de composés solubles que le sol est incapable de retenir et qui seront perdus dans l'eau de drainage. Cette perte dépend de la nature du sol et de la surface de terre utilisable pour l'irrigation. L'azote dans l'eau d'égout brute est rarement à l'état de nitrates, directement assimilables par les plantes, mais doit subir la nitrification. Cette transformation dépend de différentes conditions : température convenable, aération abondante, présence de base comme la chaux. La terre qui subit une irrigation continuelle se refroidit et l'aération est de beaucoup diminuée quand le sol est saturé, circonstances défavorables à la nitrification qui est la plus active jusqu'à 40 centimètres de la surface. Après les périodes de repos, l'irrigation de grands volumes d'eau produit le lavage des terres et l'enlèvement des nitrates formés que l'on retrouve toujours en fortes proportions dans l'eau de drainage. De plus la nitrification est très peu active pendant les mois d'hiver et les plantes sont à cette époque peu capables d'assimiler les composés azotés de l'eau d'égout. Lorsqu'il n'y a pas de culture, le sol se transforme à peu près en milieu filtrant et ne retient qu'une très petite partie des principes fertilisants. S'il est submergé il s'y produit plutôt de la dénitrification.

Lorsqu'il y a des cultures et que les conditions leur sont raisonnablement favorables, la perte est moindre, mais leur choix doit être restreint aux plantes succulentes : betteraves, choux, ray-grass, poussant très rapidement et par suite assimilant aussitôt les composés solubles qui leur sont offerts. De même dans les prairies les racines abondantes des herbes gardent l'engrais beaucoup plus complètement que les terres arables. D'un autre côté, le départ de la végétation de l'herbe étant au printemps, c'est principalement à ce moment qu'il y a un réel bénéfice et moins de pertes.

Lorsque l'eau d'égout est irriguée sans traitement préalable, les matières grasses et savonneuses s'accumulent à la surface du sol qu'elles rendent imperméable; la culture est alors mauvaise et on doit laisser reposer la terre et la labourer pour briser cette croûte. Ce colmatage empêche non seulement la pénétration de l'eau dans le sol, mais aussi la nitrification. Ce même effet est produit par l'irrigation continuelle des eaux résiduaires de brasserie. Certaines eaux résiduaires industrielles acides ont aussi le plus mauvais effet sur les bactéries du sol ; de même pour les effluents de certains traitements chimiques qui retardent la décomposition des produits organiques.

La nature du sol influe considérablement sur l'emploi des eaux d'égout pour l'irrigation. Tandis que les sols argileux ou tourbeux ne peuvent convenir, d'autres sont tout à fait désignés pour cette utilisation : tels sont les sols formés d'un mélange de sable et d'argile, ou de sable seul. Ces derniers cependant retiennent mal les principes fertilisants et ne donnent pas de bonnes récoltes, mais agissent plutôt comme filtres. Pour l'utilisation terrienne il faut espacer les irrigations de façon à éviter la stagnation et par suite l'arrêt des phénomènes naturels qui aboutissent à la destruction de la matière organique.

On évite le colmatage qui résulte de l'irrigation de l'eau d'égout brute par un traitement chimique préalable qui élimine les matières en suspension et celles qui sont capables de se précipiter. La valeur agriculturale de l'eau d'égout est alors considérablement réduite, car les phosphates et les matières azotées complexes telles que les protéines sont éliminés ; seuls les amides et les sels ammoniacaux restent dans le liquide. Une autre difficulté survient alors, c'est celle du traitement des boues. On les a enfouies dans la terre, ou on les a pressées en tourteaux à utiliser comme engrais, mais ces méthodes n'ont pas donné réellement satisfaction. La boue humide incorporée au sol reste longtemps inaltérée et agglomère la terre, rendant ainsi le drainage difficile et la culture peu satisfaisante. Les fosses septiques diminuent le volume des boues, mais ne les suppriment pas. L'auteur pense que le procédé proposé par Dibdin, les lits d'ardoise, est le meilleur ; il réduit au minimum la boue qui, par suite des transformations bactériennes qu'elle a subies, est presque inodore ; le traitement de la boue ne présente alors aucune difficulté.

L'auteur pense que la valeur comme engrais de l'eau d'égout, qu'elle soit appliquée brute ou débarrassée des matières en suspension, ou des boues d'égout, est très petite. Théoriquement on peut dire qu'on subit une grande perte en rejetant des résidus comprenant une grande proportion de la nourriture humaine qui devrait retourner à la terre pour fournir des récoltes, d'autant plus qu'on dépense des sommes considérables pour l'achat d'engrais. Mais ces considérations théoriques ont rencontré les exigences de la vie moderne et ceci a été établi par la Commission Royale dans son 5e rapport, où il est dit que les résultats culturaux de l'irrigation doivent être considérés comme d'importance secondaire.

Des expériences récentes faites avec des boues préparées par différents procédés ont montré que leur valeur comme engrais avait été beaucoup exagérée et que la meilleure ne valait pas plus de 12 fr. 50 la tonne. L'azote contenu dans les boues n'est pas facilement utilisable comme engrais artificiel; aussi la richesse en azote ne peut pas être considérée pour comparer leur valeur. Leur siccité n'est pas non plus à désirer : les boues qui ont donné les meilleurs résultats étaient celles qui contenaient le plus de chaux, le plus d'humidité et le moins d'azote. Sans doute, dans les terres fortes ou celles contenant peu de matières végétales, la boue peut être utile par son action mécanique sur le sol en en changeant les propriétés physiques; mais il est clair que les bénéfices comme engrais, aussi bien que ceux que l'on peut tirer de l'eau d'égout elle-même, en ont été estimés considérablement trop forts[1].

L'utilisation agricole des eaux d'égout et l'hygiène alimentaire[2].

Les travaux de Wurtz et Bourges ayant montré que les végétaux étaient capables de véhiculer à leur surface les germes bactériens contenus dans le sol, le Comité Consultatif d'hygiène de France a prohibé, en 1902, la culture dans les champs d'épandage des légumes et des fruits poussant à ras de terre et destinés à être mangés crus.

MM. Remlinger et Nouri ont repris ces expériences en s'efforçant de se rapprocher le plus possible des conditions de la pratique.

Leur première conclusion, conforme à celle de Grancher, est que les microbes ne pénètrent pas à l'intérieur des plantes même en se mettant dans les conditions les plus favorables à cette pénétration.

Leur deuxième conclusion, conforme aussi à celle de Wurtz et Bourges, est que certains microorganismes peuvent être

---

[1] Ce travail, résumé sans aucune appréciation du traducteur, tire son importance de l'autorité du Dʳ Voelcker, chimiste conseil de la Société royale d'agriculture d'Angleterre.
[2] *L'Hygiène générale et appliquée*, 1910, p. 421.

entraînés au cours de la croissance le long des tiges et sur les feuilles. Cependant, cet entraînement s'observe surtout dans les expériences de laboratoire qui s'écartent sensiblement de la pratique. Il ne s'observe plus dès qu'on se rapproche des conditions réalisées lors d'un épandage rationnel. Il s'en suit qu'il ne faut nullement exagérer le danger de cet épandage pour le consommateur. Ces auteurs n'y ont jamais pu retrouver le bacille typhique et le vibrion cholérique. Les seuls microbes susceptibles d'être rencontrés à la surface des végétaux seraient, dans les conditions les plus favorables à l'entraînement, le bacille tuberculeux et, dans les conditions réalisées dans la nature, les germes très résistants : le bacille du charbon, le bacille tétanique. Mais le bacille charbonneux est très rare dans les eaux d'égout et l'ingestion du bacille tétanique est inoffensive.

Nous ne partageons pas l'optimisme de MM. Remlinger et Nouri, car en admettant que les germes pathogènes contenus dans le sol ne soient jamais entraînés sur les tiges et les feuilles par leur croissance, les végétaux peuvent être souillés directement par leurs racines et par projection de terre délayée par les pluies abondantes ou torrentielles sur les tiges, feuilles et fruits. Ces projections sont tellement fréquentes que, dans les cultures de fraisiers, soignées d'une façon toute spéciale, on a coutume de couvrir entièrement le sol d'une couche épaisse de paille, de façon à isoler complètement les fruits de la terre.

Nous pensons donc que la prescription du Comité Consultatif d'hygiène de France doit être maintenue et appliquée avec la plus grande rigueur.

L'assainissement de la Seine et les champs d'épandage de la Ville de Paris.

Cette étude concerne la contamination de la Seine par les égouts des diverses origines, au droit de la région parisienne, et l'aménagement rationnel des champs d'épandage de la ville de Paris, en vue de l'assainissement du fleuve, tel qu'il est prescrit par les conditions essentielles de la loi du 10 juillet 1894.

C'est ainsi que débute la nouvelle étude de M. Vincey[1] dont on connaît les nombreux travaux et communications relativement à l'épandage. L'auteur s'est fait l'apôtre de l'irrigation terrienne, de l'épuration biologique *naturelle* des eaux d'égout, comme il aime à l'appeler, et, sans oublier aucune considération hygiénique, il s'efforce d'obtenir qu'on l'applique d'une façon rationnelle et scientifique.

L'auteur montre d'abord que les déversements d'eaux d'égout en Seine, qui avaient fléchi de 1899 à 1902, ont par la suite régulièrement augmenté. Si l'on tient compte du contingent des pluies ordinaires, c'est-à-dire de toutes les eaux souillées, dont la Ville de Paris a l'obligation légale d'assurer l'épuration, on voit que dans les années 1906-1907-1908 les déversements illicites au fleuve s'élèvent à 21, 22 et 25 pour 100 de la totalité des eaux d'égout. Ils sont relativement faibles de juin à octobre, mais beaucoup plus élevés en automne et surtout au printemps ; ils sont aussi plus importants la nuit que le jour, toutes proportions gardées du débit correspondant des collecteurs parisiens. Il y a lieu de remarquer que les égouts des départements de la Seine et de Seine-et-Oise déversent dans le fleuve un volume double de celui qui est rejeté par la ville de Paris.

L'infection de la Seine qui devait diminuer par suite de l'épuration des eaux d'égout de la ville de Paris dans les champs d'épandage, n'a fait que progresser, non seulement du fait des égouts de Paris, mais aussi par le développement considérable des populations de banlieue, qui participent à cette contamination.

M. Vincey montre d'une façon frappante la contamination de la Seine, au moyen de graphiques établis d'après les analyses effectuées à l'Observatoire de Montsouris.

Après avoir fait l'historique de l'assainissement de Paris, l'auteur établit une comparaison entre les résultats d'épuration obtenus par l'épandage et par les méthodes biologiques artificielles.

---

[1] *Mémoires de la Société nationale d'agriculture de France.* T. CXLIII, 1910.

D'après l'expérience de quarante années on peut dire que la dose d'irrigation culturale et épuratrice est de 1000 mètres cubes par hectare moyen. L'irrigation normale dure depuis 4 heures, en terrains sableux, jusqu'à 8 heures en sols argileux, soit 6 heures consécutives environ, pour les terres de perméabilité moyenne; elle revient approximativement tous les sept jours. D'après les limites légales, les intervalles entre deux irrigations seraient de 9 jours. En pratique les intervalles ne peuvent être moindres que 48 heures, car généralement l'irrigation cesse alors d'être soit culturale, soit épuratrice. C'est ainsi que l'expérience a fait abandonner les mares stagnantes qui avaient conduit à l'apparition des *taches chlorotiques* dans lesquelles toute culture et toute épuration étaient devenues difficiles pendant des périodes de fort longue durée.

L'irrigation culturale et épuratrice à l'eau d'égout peut être pratiquée sur tous les sols; mais la quantité d'eau utilisée varie considérablement selon leur perméabilité. La durée des intervalles entre les irrigations normales peut être d'autant plus réduite que les terrains mettent moins de temps à se dessécher. Ainsi dans les graviers sableux anciens la dose légale peut être doublée tandis que dans les alluvions anciennes limoneuses elle doit être réduite au cinquième.

Ayant ainsi exposé les connaissances actuelles sur l'épandage, résumées ici très brièvement, M. Vincey établit, en prenant pour base l'année normale 1906, un projet par lequel il montre que, par l'aménagement convenable des assolements culturaux et le règlement judicieux des irrigations, les terrains d'épandage de la Ville de Paris sont capables de satisfaire aux nécessités de l'assainissement parisien, sans compromettre en rien les intérêts de l'agriculture. Dans les domaines administratifs il supprime la culture des céréales et des betteraves industrielles, qui supportent fort mal l'irrigation épuratrice; il réduit sensiblement les productions potagères, la pomme de terre hâtive notamment, dont la faculté irrigatrice est insuffisante; par contre il instaure largement la prairie, dont le coefficient d'irrigation culturale est très élevé, sans aucun préjudice pour l'épuration de l'eau d'égout.

Les conceptions de M. Vincey sont intéressantes et il n'est pas douteux qu'elles soient applicables à la région parisienne. Il est regrettable qu'entraîné par son zèle pour préconiser l'irrigation terrienne, il soit amené à déclarer que l'épuration des eaux d'égout par les procédés biologiques artificiels **est fort** incomplète. Il semble oublier que ces procédés, bien que ne **donnant** pas ordinairement des résultats aussi parfaits que l'irrigation terrienne bien comprise, sont pourtant susceptibles de permettre une épuration réelle et par suite de rendre les plus grands services lorsque cette dernière ne peut être appliquée, soit en raison de l'absence de terrains irrigables à proximité des villes, soit par suite de l'inaptitude des terrains aux irrigations.

L'épandage des eaux d'égout à Chelmsford (**Angleterre**) (¹).

Les installations datent de 25 ans. Le volume d'eau d'égout par temps sec est d'environ 90 mètres cubes par jour pour une population de 1000 habitants, mais il est quelquefois dilué d'une façon considérable par les pluies.

L'épuration est obtenue par épandage sur une superficie de 4 hectares 1/4 dont 5 hectares 1/4 seulement utilisés. Les terres sont très fortes et on y trouve l'eau à une profondeur de $0^m,60$.

Au début l'eau d'égout s'écoulait dans deux bassins qui étaient vidés, aussitôt pleins, par des siphons automatiques. Le drainage du sol était fait à $0^m,60$ de profondeur. La terre était cultivée par un fermier, mais les résultats ne furent pas satisfaisants, car le fermier prenait plus de soin de ses récoltes que de l'épuration. L'eau d'égout s'infiltrait trop rapidement dans le sol et l'effluent venait polluer la rivière.

Les modifications apportées récemment comprennent :

1° Deux fosses à détritus mesurant chacune $1^m,20 \times 0^m,90$ et $0^m,60$ de profondeur;

2° Une fosse à boues de $0^m,90 \times 0^m,90$ et $2^m,70$ de profondeur;

3° Deux bassins de décantation mesurant chacun $11^m,70 \times 2^m,70$ et une profondeur de $1^m,05$ à l'entrée et $0^m,60$ à la sortie.

(¹) *Sanit. Rec.*, 30 sept. 1909, p. 311.

Entre les fosses à détritus et les bassins de décantation se trouvent des déversoirs d'orage, pour évacuer le surplus des eaux lorsque le débit dépasse 3 fois le débit par temps sec.

4° Les eaux ainsi dérivées sont traitées sur un lit d'orage.

Les fosses et bassins sont pourvus de vannes pour évacuer les matières dans la fosse à boues, où elles se déposent, et l'eau en est séparée par une pompe. Les boues sont déversées sur la terre où elles se sèchent, puis sont enlevées par les fermiers des environs.

Le lit d'orage est composé de mâchefer, drainé, placé sur la terre même; il mesure $25^m,55 \times 10^m,40$ à la surface et $18^m,30 \times 9^m,30$ au fond, profondeur de $1^m,15$.

Avant de faire ces modifications, tout le terrain fut retourné à la charrue à vapeur. Il est destiné actuellement à l'épuration, les récoltes étant considérées comme accessoires. On y passe fréquemment la charrue, ce qui coûte annuellement 625 francs. Un homme est employé pour nettoyer tous les jours les fosses à détritus et les bassins de décantation à de fréquents intervalles.

Par temps sec il s'écoule peu d'effluent, quelquefois pas du tout. Les effluents ont été reconnus suffisamment épurés.

Ces travaux ont occasionné une dépense de 5125 francs.

D'après les données relatées plus haut, le taux d'irrigation est, si l'on compte seulement une surface de 3 hectares, de 3 litres par mètre carré et par jour par temps sec et de 9 litres par temps de pluie, le surplus étant traité sur lit d'orage, ou 10 800 mètres cubes par hectare et par an par temps sec et 32 400 mètres cubes par temps humide.

CHAPITRE XIII

TRAITEMENT DES EAUX D'ÉGOUT DES HABITATIONS ISOLÉES [1]

Partout où l'on se trouvera en présence de terrains sablonneux ou plus généralement de terrains perméables, l'installation suivante sera facile à établir et donnera toute satisfaction :

Le tuyau de chute des cabinets se rendra dans un tonneau placé debout, qui constituera la fosse septique. Le tuyau de conduite des eaux ménagères débouchera dans le tuyau de chute, à l'intérieur du tonneau. A côté, on placera un tonneau semblable, mais couché horizontalement, relié à la fosse septique par un tuyau de fonte s'ouvrant sur la paroi de cette dernière au 1/3 de sa hauteur environ à partir du bas et débouchant au point le plus bas du fond du tonneau horizontal. Ce dernier sera muni à l'intérieur d'une claie faite de bâtons, placée horizontalement, juste au-dessus du niveau du tuyau d'arrivée et sur laquelle seront empilés des cailloux, ou des briques cassées, etc., de grosseur variable allant de celle d'un œuf à celle d'un marron. Dans la paroi supérieure du tonneau horizontal sera ménagé un trou de ventilation et à la partie la plus élevée du fond opposé à la fosse septique on adaptera un tuyau de sortie. Le tonneau horizontal constituera, et c'est là un côté original de l'installation, un filtre anaérobie que les liquides auront à traverser de bas en haut. Le sewage arrivera alors à la partie supérieure d'un demi-tonneau placé verticalement, couvert avec une planche. C'est dans le fond de ce demi-tonneau que sera placé le siphon automatique s'ouvrant sur le drain d'évacuation. Ce drain formé par des tuyaux de grès de

[1] *Virginia Health Bulletin* (avril 1909, n° 10, page 286).

7 centimètres de diamètre devra être posé avec beaucoup de soins, presque horizontalement et à 50 centimètres environ sous terre. Les joints en seront enveloppés de papier goudronné pour empêcher l'entrée de la terre, et la longueur totale sera calculée à raison de 1 mètre pour 15 litres d'eau reçue journellement dans la fosse septique.

Cette installation peut convenir pour une habitation pour 5 à 8 personnes où l'on ne se sert pas de plus de 500 litres d'eau par jour. Si les cabinets ne sont pas séparés de la maison, il faudra que la fosse septique en soit éloignée d'au moins 10 mètres.

Enfin on peut ajouter, sur le tuyau réunissant les deux premiers tonneaux, un dispositif permettant de vider le système. Ce dispositif consiste à percer à la partie supérieure du tuyau un trou bien régulier que l'on bouche ensuite avec un bâton terminé par un tampon. Un manchon formé par un tuyau de grès donnera accès à cette vanne de vidange.

Ce système fonctionne très bien dans les terres légères et ne donnera aucun ennui au propriétaire.

Le devis de l'installation est le suivant :

3 tonneaux à 3 fr. 75 l'un.	11,25
Siphon	70,00
30 mètres de tuyau de grès.	5,00
Tuyaux de fonte	12,50
Travail, ciment, etc.	50,00
	128,75

L'évacuation des eaux usées d'une maison de campagne [1].

Les progrès de l'hygiène ont souvent été retardés par certaines circonstances. Aussi le système du tout à l'égout est bon en lui-même, mais quand on y introduisit d'abord les eaux-vannes, il n'y avait pas d'égout, et les fosses, avec tous les dangers qu'elles présentent, devinrent nécessaires. Il est à remarquer que souvent ces fosses furent construites contre les maisons et même sous la cuisine.

[1] *Wasser and Abwasser*, 7 mai 1910, p. 487 (d'après Thompson et Watson).

Bien que les autorités municipales et celles des comtés aient reconnu leur responsabilité dans les questions hygiéniques en Angleterre, il existe encore des habitations et des châteaux dont les eaux-vannes vont polluer de belles rivières.

Pour établir un projet d'épuration des eaux usées, l'ingénieur doit posséder les données suivantes :

1° La composition chimique des eaux à épurer ;

2° Le nombre d'habitants existant ou à prévoir ;

3° Si l'évacuation est du système unitaire ou du système séparatif ;

4° Le volume de l'eau distribuée ;

5° La variation du volume de l'eau à épurer ;

6° La disposition de l'emplacement convenable, différence de niveau du sol entre l'émissaire de l'eau à épurer et la rivière où l'effluent doit être déversé ;

7° Les volumes relatifs de cet effluent et de la rivière.

Pour éviter les mécomptes, il faut connaître exactement la composition de l'eau à épurer. Les produits chimiques sont très utiles, mais ils ne permettent pas d'obtenir un effluent stable non putrescible ; il est nécessaire pour cela d'employer une méthode naturelle, comme l'irrigation terrienne, ou des moyens artificiels, comme les lits bactériens. Le choix dépend principalement des circonstances locales : la première exige des surfaces plus grandes, la dernière une pente d'eau moins $1^m,80$ entre l'arrivée et la sortie de l'eau.

Prenant un exemple d'une habitation de campagne :

1° Habitée par dix personnes ;

2° Avec eau de composition moyenne ;

3° Volume total égal à 136 litres par personne ;

4° Le débit, nul pendant la nuit, devenant dans la matinée égal à 5448 litres par jour ;

5° Le rapport entre le volume de l'effluent et le débit de la rivière n'est pas supérieur à 1 à 5 ;

6° Différence de niveau de $2^m,40$;

7° Surface de terrain adjacent à la maison environ 4000 mètres carrés ;

L'auteur recommande la construction d'une fosse septique ou de décantation, un lit bactérien à percolation et un petit filtre à sable, ou autre dispositif pour éliminer l'humus entraîné par l'effluent du lit bactérien.

La fosse septique est très utile; son principal objet est de solubiliser les matières en suspension et de préparer ainsi l'eau pour la distribution sur le lit; de plus, elle égalise la qualité et la quantité du liquide qui passe sur le lit. La fosse, pour le cas examiné, serait de forme allongée; longueur environ deux fois la largeur, profondeur de $1^m,20$ à $1^m,80$ avec fond incliné vers une extrémité; elle serait étanche et pourvue d'une couverture mobile et, si la pente du terrain le permet, d'une vanne de fond pour l'évacuation des boues. La sortie de l'effluent décanté et septisé sera établie à un niveau tel que la partie supérieure de la fosse permette d'emmagasiner l'eau au moment du plus fort débit pour le répartir également sur la plus grande longueur de temps possible. Bien que dans les grandes installations, la distribution de l'eau sur les lits par des becs pulvérisateurs fixes soit préférable, le meilleur distributeur pour les petits lits est rotatif; il est ordinairement circulaire. Un lit pour traiter 1560 litres par jour doit avoir $1^m,50$ de diamètre au moins, avec une profondeur de $1^m,80$. Ce lit reposera sur un sol de béton sur lequel un fond formé de tuiles permettra l'aération et facilitera l'écoulement de l'effluent.

Il faut que les matériaux du lit soient durables; pour cela, ils doivent être durs et ne pas s'effriter sous l'action de l'eau et des influences atmosphériques. Les pierres cassées sont les meilleures, mais le gravier, les briques bleues et certaines scories très dures, cassées et lavées, sont également presque indestructibles. La grosseur des matériaux peut seulement être déterminée par des essais.

Il existe dans les eaux d'égout des matières colloïdales qui se décomposent lentement. Ce sont ces matières qui diminuent la capacité des lits bactériens de contact et qui sont entraînées en suspension dans les effluents des lits à percolation; un petit filtre à sable permet de les retenir.

Il se trouve des situations où l'eau devrait être pompée pour être distribuée sur les lits à percolation. Si les terrains environnants ont une surface suffisante et une composition convenable et peuvent être drainés à une profondeur de $1^m,20$, le mieux est de faire de l'irrigation *sous la surface du sol*; si le sol est poreux ou boisé, l'eau passe trop rapidement dans les drains; si le sol est argileux ou trop compact, on crée un marécage. Il faut 332 mètres carrés pour traiter 1360 litres par jour. Si on adopte l'irrigation sous la surface du sol, il est préférable de pratiquer la décantation que d'établir une fosse septique; le liquide sera réparti dans tout le sol irrigué. Les drains d'irrigation seront situés à $0^m,30$ au-dessous de la surface du sol. L'établissement de l'irrigation est simple, mais elle exige une surveillance attentive, car lorsque certaines parties du terrain sont trop alimentées, l'aération est impossible et les résultats d'épuration sont mauvais.

On ne peut s'élever trop fortement contre la pratique défectueuse de multiplier les petites installations d'épuration d'eaux d'égout lorsqu'il est possible avec une dépense raisonnable de les réunir en une seule plus grande où l'on puisse assurer un entretien efficace. Pour les maisons de campagne, cela est généralement impossible; aussi doit-on s'attendre à une grande dépense pour un faible bénéfice. L'ingénieur doit établir un plan simple, avec peu de dispositifs mécaniques et de méthodes de travail peu compliquées.

CHAPITRE XIV

ÉPURATION DES EAUX RÉSIDUAIRES DE LAITERIES

Nous avons donné, dans le volume V de ces recherches (p. 64), une revue générale sur l'épuration des eaux résiduaires de laiterie, basée sur les travaux jusqu'alors publiés et sur les recherches effectuées par nous-même à l'Institut Pasteur de Lille.

Cette question a été mise à l'ordre du jour du 1er Congrès des Associations agricoles et de Démographie rurale tenu à Bruxelles en septembre 1910. Trois rapporteurs, MM. Guth de Hambourg, Schoofs de Liége et Rolants de Lille avaient été chargés d'exposer leur opinion à ce sujet. D'autre part, M. A. Elliott Kimberly a relaté les expériences faites en Amérique. De l'ensemble de ces travaux nous pouvons tirer un certain nombre de conclusions résumant l'état actuel de nos connaissances.

Parmi les eaux résiduaires industrielles, celles de laiterie sont des plus difficiles à épurer. Leur composition est extrêmement variable suivant les opérations effectuées à la laiterie et suivant le volume d'eau employé ; elles présentent toujours une grande pollution comme le montrent les analyses suivantes en milligrammes par litre :

	Matière organique.	Azote organique.	Matières grasses.
D'après Bömer.	265 à 2755	7 à 166	—
— Kattein et Schoofs.	571 à 712	24,5 à 50,7	159 à 290
— Guth. Eaux résiduaires totales comprenant celles de la beurrerie et de la fromagerie. . . .	492 à 2755	58 à 118	—
D'après Guth. Eaux de lavage des récipients à lait.	331 à 712	24 à 51	159 à 290
D'après Kimberly.	107 à 7500[1]	52 à 198	—
— nos expériences . .	1550 à 2135	45,6 à 115	628 à 1440

[1] Évaluée d'après l'oxydabilité.

La difficulté d'épuration provient d'abord de la présence de matières grasses, dont la destruction par les ferments est très lente et qui colmatent rapidement soit la terre, soit les installations biologiques artificielles, et ensuite de l'acidité nuisible au développement des germes qui concourent à la désintégration de la matière organique. Enfin ces difficultés sont accrues du fait que les eaux résiduaires de laiterie sont évacuées en très peu d'heures dans la journée.

Le degré d'épuration à obtenir varie suivant les circonstances locales. La décantation seule suffit lorsque le volume d'eau résiduaire est faible et le débit de la rivière dans laquelle elle est évacuée considérable.

A mesure que la différence entre ces deux volumes diminue, les efforts doivent tendre à obtenir une épuration efficace. Dans certains cas, la précipitation chimique est suffisante; dans d'autres, l'effluent de ce premier traitement doit être épuré plus complètement soit par irrigation terrienne, soit par la méthode biologique.

La décantation permet d'éliminer une partie des matières en suspension; mais pour cela il faut un repos assez prolongé pendant lequel les eaux fermentent et répandent des odeurs.

La précipitation chimique donne de meilleurs résultats, car l'addition de certains produits rend la décantation plus facile et, de plus, il y a entraînement par coagulation de certaines matières organiques solubles.

Parmi les réactifs chimiques employés, *la chaux* donne une mauvaise clarification et lorsque les liquides sont déjà en partie putréfiés, elle dégage des odeurs très désagréables de triméthylamine. On a cependant avantage à l'employer, mais *en mélange avec le sulfate ferrique*, pour traiter les eaux acides. On peut obtenir ainsi, d'après Lindet, l'élimination de 75 pour 100 de la matière azotée.

Dans certaines eaux rendues alcalines par l'emploi de carbonate de soude pour le lavage des appareils de laiterie, nous avons pu obtenir la précipitation de 74 pour 100 de la matière organique, de 87 pour 100 de l'azote organique et de la totalité des graisses, par l'emploi de sulfate ferrique seul.

Les quantités de réactif à employer sont en rapport avec le

degré de pollution de l'eau; d'après Guth, il faut de 100 à 1000 grammes de chaux et 50 à 200 grammes de sulfate de fer par mètre cube. Dans l'essai que nous citions plus haut, nous avons dû employer 2500 grammes de sulfate ferrique par mètre cube. Ces quantités doivent être réglées par des essais préalables.

Comme le volume des eaux résiduaires de laiterie est rarement considérable, le traitement chimique se fait facilement dans deux bassins, l'un étant en remplissage pendant que l'autre est en vidange. Lorsque la totalité des eaux d'une journée est réunie dans le bassin, on ajoute les réactifs, la chaux en lait et le sulfate ferrique en solution, l'un après l'autre, à intervalle de quelques minutes, en ayant soin de brasser énergiquement le mélange après l'addition de chaque réactif. Après une période de repos, déterminée par l'expérience, on décante le liquide clair surnageant au moyen d'un tuyau à flotteur.

Les boues produites par ce traitement doivent être éloignées le plus rapidement possible, car elles ne tardent pas à fermenter, comme du reste le liquide, qui est toujours putrescible. Elles peuvent utilement être employées comme engrais. C'est un des inconvénients de cette méthode qui est rendue, de ce fait, assez coûteuse.

On a aussi proposé, comme succédanés du sulfate ferrique, le sulfate d'alumine ou la lessive de manganèse.

Les eaux de laiterie contenant des principes fertilisants (azote, phosphates), leur épandage sur sol cultivé est indiqué, car il permet d'utiliser au grand profit de l'agriculture les résidus tout en assurant, lorsque les circonstances locales s'y prêtent, une bonne épuration. L'épandage est facile à conduire parce que l'évacuation ne dure que quelques heures de la matinée, ce qui permet de régler facilement l'alternance d'irrigation indispensable pour une utilisation rémunératrice et une épuration certaine.

L'épuration terrienne est pourtant difficile à réaliser avec les eaux de laiterie. Guth indique que, même dans les meilleures conditions, une dose, par mètre carré et par jour, de 30 à 40 litres d'eau de composition moyenne ne peut être appliquée longtemps. Lorsqu'il y a des cultures ou lorsque le sol est argileux ou argilo-calcaire, cette dose doit être réduite au dixième. Les surfaces à irriguer doivent être drainées. Nous avions indiqué des doses plus faibles en prenant un exemple.

Pour une laiterie évacuant 5 mètres cubes d'eau par jour, il faudrait aménager en moyenne une prairie de 9 à 18 ares, avec une distribution dans les rigoles, entre billons, telle que chaque parcelle ne reçoive l'eau qu'au minimum tous les neuf jours.

Les eaux doivent être répandues le plus fraîches possible; cependant il y a intérêt, pour éviter le colmatage, à les faire passer dans un petit bassin de décantation muni d'un dispositif pour retenir la matière grasse.

Lorsque, par suite de dispositions locales défectueuses, on ne peut employer l'épandage, on doit avoir recours aux méthodes biologiques artificielles.

Les expériences entreprises pour épurer les eaux de laiterie par les procédés biologiques artificiels, tant à Hambourg par Kattein et Schoofs, qu'à Lille à l'Institut Pasteur, ont paru donner des résultats très satisfaisants. Cependant, d'après Guth, le taux d'épuration décroît peu à peu avec le temps et il est toujours utile de prévenir un complément d'épuration par épandage.

L'emploi de fosses septiques, comme traitement préliminaire des eaux avant leur épuration sur lits bactériens, donne souvent lieu à des dégagements d'odeurs très désagréables. Cependant, d'après Kimberly, lorsqu'il s'est formé à la surface de ces fosses une croûte assez épaisse et qu'on prend soin de les recouvrir, les dégagements sont peu importants.

D'après cet auteur il est indispensable de neutraliser une partie de l'acidité des eaux, de préférence avant leur entrée dans la fosse septique, neutralisation opérée par la chaux, de façon que cette acidité soit inférieure à 1 gramme par litre.

Les matériaux des lits bactériens sont assez rapidement corrodés par les acides contenus dans ces eaux; aussi avons-nous recommandé de mélanger à ces matériaux des pierres calcaires qui facilitent l'épuration.

Dans son rapport, Guth indique que les lits bactériens à percolation de 1m,50 à 2 mètres de haut ne doivent pas recevoir plus de 1 mètre cube d'eau par mètre carré de surface et par jour. Nous pensons que c'est un maximum qui ne devra jamais être atteint et la surface que nous avions indiquée dans l'exemple décrit l'an dernier est un minimum ($1^{m2},26$ par mètre cube d'eau à épurer) et elle devra être augmentée autant que possible.

Il semble que la fabrication de la caséine avec le lait écrémé soit encore peu répandue car, sauf dans le rapport de Rolants, il n'en est fait aucune mention. Le sérum du lait sera toujours utilement employé pour la nourriture des porcs ou tout autre usage. Il ne faut pas en effet songer à l'épurer si ce n'est par épandage, après neutralisation par la chaux et décantation, à des doses extrêmement minimes car ce liquide est fortement chargé de matières organiques.

Nous pouvons résumer ces données dans les propositions suivantes :

1° Les eaux résiduaires de laiterie sont très polluées ; elles ne peuvent être rejetées dans un cours d'eau sans épuration que lorsque le débit des cours d'eau est considérable comparativement au volume des eaux résiduaires. Dans ce cas il est cependant nécessaire d'éliminer par une décantation convenable les matières en suspension.

2° Lorsque le rapport entre le débit de la rivière et le volume de l'eau résiduaire est encore assez grand, et que la capacité d'autoépuration de la rivière n'a pas été épuisée par des pollutions en aval, l'épuration chimique, quoique imparfaite, est suffisante. On recommande, pour cette épuration, l'emploi de la chaux et du sulfate ferrique.

3° Les méthodes biologiques naturelles ou artificielles (épandage ou lits bactériens) demandent les plus grands soins pour leur application aux eaux résiduaires de laiterie.

L'épandage ne permet une épuration efficace que si les sols irrigués sont de composition convenable et si la dose d'irrigation est faible et en tout cas proportionnée au pouvoir épurant du sol.

Il est indispensable, lorsque les effluents doivent être évacués dans un ruisseau de débit faible ou nul, de faire subir aux eaux un traitement chimique avant de parfaire l'épuration sur les lits bactériens ou par épandage.

4° Enfin lorsque les eaux résiduaires de laiterie, évacuées dans un égout, pourront s'y diluer dans un volume suffisant d'eaux ménagères, il est préférable de traiter l'ensemble de toutes ces eaux dans une station centrale. Cependant, lorsque le pourcentage de ces eaux industrielles sera très grand, il y a lieu de les traiter chimiquement à l'usine avant de les rejeter à l'égout de façon à diminuer les difficultés d'épuration à la station centrale.

Épuration des eaux résiduaires de laiterie.

Dans l'État d'Ohio (U. S. A.), il existe plus de 500 laiteries déversant leurs eaux résiduaires dans les cours d'eau les plus voisins. Cette pratique ayant amené de nombreuses plaintes, le *State Board of Health* entreprit en 1906, avec le *United States Geological Survey*, l'étude de l'épuration de ces eaux par une enquête relative aux différents établissements fabriquant le beurre, le fromage ou pratiquant seulement l'écrémage, et en créant une installation expérimentale dans une des plus grandes crèmeries de l'Etat. Cette station comprenait un bassin de décantation, un bassin mesureur avec siphon et deux filtres à sable de capacité suffisante pour traiter environ 20 mètres cubes d'eau résiduaire par jour.

Avant la construction de cette station, quelques expériences furent faites, d'une part à *Columbus* sur des dilutions de lait écrémé dans des bassins de décantation et des fosses septiques suivies de filtration, d'autre part à *Blanchester* où la totalité des eaux résiduaires d'un établissement d'écrémage passait dans une série de bassins en tôle galvanisée. Ces expériences permirent d'établir les plans de la station expérimentale qui a fonctionné en avril 1909. Les résultats obtenus après trois mois sont donnés dans le rapport de M. Elliott Kimberly ([1]).

En général les eaux résiduaires ne présentent pas de très grandes variations de composition. Elles comprennent les

---

([1]) *Eng. Rec.*, 8 janv. 1910, p. 50.

eaux de refroidissement relativement pures et les eaux de lavage très putrescibles.

L'auteur résume dans un tableau les résultats d'analyses (en milligrammes par litre) représentant les compositions moyennes des eaux résiduaires de laiterie en Amérique.

Provenance.	Oxydabilité.	Azote. orga- nique.	Azote. ammo- niacal.	Acidité.	Matières en suspension.
Etablissement d'écrémage.	966	249	4	518	»
—	2845	230	17	»	»
—	751	115	14	230	»
—	494	68	1,6	142	»
—	107	52	46	303	»
Fabrique de beurre	480	80	2,5	544	2475
— à Uxbridge . .	512	158	2,1	»	»
Lait écrémé et eau à parties égales.	7500	1980	60,0	»	»
Lait écrémé 1 partie et eau 35 parties.	425	230	16,5	»	»
Fabrique de beurre	1470	480	2,4	240	»

A la crèmerie de Sunbury, où est installée la station expérimentale, on n'obtint pas un effluent imputrescible par le seul traitement en bassins suivi de passage sur filtres à sable devant traiter 67 litres par mètre carré et par jour d'eaux résiduaires de composition analogue à celle donnée par la dernière analyse.

Les expériences furent divisées en deux séries : dans la première, du 24 avril au 12 juin 1909, les eaux comprenaient le mélange des eaux de refroidissement et de celles de lavage; dans la deuxième, du 15 juin au 12 août 1909, les eaux de lavage étaient seules traitées. Les volumes correspondaient dans le premier cas à 14 litres par kilogramme de beurre et dans le deuxième cas à 9^l,5 par kilogramme. Les périodes de décantation furent de 4 jours 9 au début, puis de 7 jours 7.

Dans ces eaux, la caséine est presque complètement en suspension par suite de la coagulation produite par l'acidité. Les particules se déposent dans le bassin mais sont soulevées par les gaz de fermentation et forment une couche flottante atteignant après 118 jours une épaisseur de 45 centimètres dans le compartiment d'entrée. Cette couche devient sèche à la surface.

Au début, des odeurs considérables se dégageaient principalement de l'écume ; elles étaient retenues par la couverture en bois des fosses et seulement appréciables lorsqu'on ouvrait les trous d'homme. A partir du 19 août l'odeur était diminuée par suite de la grande épaisseur d'écume. Dans les premières semaines un grand nombre de larves se développèrent, puis disparurent graduellement à mesure que la surface se desséchait. L'épaisseur de la couche d'écume était de plus en plus faible en avançant vers la sortie où il n'y en avait que des traces.

Du 24 avril au 12 juin les filtres fonctionnèrent au taux de 72 litres par mètre carré et par jour ou plutôt de 144 litres avec arrosage tous les deux jours. Du 13 juin au 10 août, le taux fut abaissé à 54^l,5 par mètre carré et par jour ou de 109 litres avec arrosage tous les deux jours.

Ces filtres se sont peu colmatés : un léger dépôt de 5 à 6 millimètres d'épaisseur à la surface était facilement enlevé au rateau. L'eau déversée disparaît ordinairement en 10 à 30 minutes. Il n'y a d'odeur qu'au moment du déversement, odeur qui n'est pas perceptible à plus de 7^m,50.

L'épuration n'a pas été aussi importante qu'on l'espérait ; cela tient, à *Sunbury*, d'après l'auteur, à l'insuffisance des filtres qui ont une trop faible surface.

Les eaux brutes de laiterie ont une acidité considérable, principalement due à l'acide lactique. Elle est supérieure, d'après certaines recherches faites en Allemagne, à celle nécessaire pour empêcher le développement des bactéries qui concourent à l'épuration. En réduisant par addition de cendres sodiques l'acidité à moins de 1 pour 1000, chiffre au-dessus duquel les bactéries ne peuvent plus se développer, M. Kimberly obtint une amélioration considérable.

L'effluent des filtres est généralement limpide et peu odorant, mais, conservé à la température du laboratoire, il devient noir en dégageant une odeur nauséabonde au bout de huit à dix heures, ce qui montre que l'épuration est incomplète.

Le volume de toutes les eaux résiduaires d'une laiterie peut être évalué à 15 litres par kilogramme de beurre (¹), il sera de 10 litres si l'on compte seulement les eaux de lavage des appareils et des parquets.

Le traitement des eaux résiduaires de laiterie doit comprendre d'abord la décantation, puis l'oxydation du liquide décanté. La coagulation est relativement rapide et une décantation de deux jours est suffisante. Les bassins devront avoir l'entrée et la sortie submergées, être divisés en deux ou plusieurs compartiments par des chicanes, et couverts pour éviter les odeurs ; ils devront être curés peut-être une fois par an.

La capacité du bassin mesureur sera calculée de façon que le volume d'eau déversée couvre la surface d'une unité de filtre sur une épaisseur de 25 à 75 millimètres. Ce bassin sera aussi couvert et pourvu d'un trou d'homme pour ajouter la lessive alcaline ou la chaux.

Le taux de traitement des eaux sur les filtres à sable ne doit pas dépasser 28 litres par mètre carré et par jour. La profondeur du filtre ne sera pas moindre de $0^m,75$ et, de préférence, elle sera de $0^m,90$ à $1^m,20$. Le sable reposera sur une couche de gravier placée sur un sol bien drainé.

La saturation de l'acidité, lorsque cela est possible, sera opérée avant l'entrée dans le bassin de décantation ; pour cela la chaux, qui est d'un prix inférieur à la soude, lui sera préférée, quoique cette dernière paraisse scientifiquement un meilleur réactif.

Dans certains cas, le liquide décanté peut être rejeté directement dans la rivière ; par exemple si la dilution est égale à 30 fois le volume de l'eau résiduaire. Le liquide sera alors déversé au centre de la rivière à l'endroit où le courant est le plus rapide.

L'auteur cite l'exemple du traitement de 4540 litres d'eau résiduaire par jour. Il faut prévoir un bassin de décantation de 9080 litres, un bassin mesureur de 4540 litres, des filtres à sable d'une surface totale de 162 mètres carrés. Les dimensions proposées sont : pour le bassin de décantation

---

(¹) Il faut environ 20 à 25 litres de lait pour obtenir 1 kilogr. de beurre. D'après les nombres donnés, on use beaucoup moins d'eau de lavage en Amérique qu'en Europe.

$1^m,30 \times 2^m,70$ et $2^m,05$ de profondeur ; pour le bassin mesureur $1^m,30 \times 2^m,70$ et $1^m,20$ de profondeur avec siphon de
125 millim. ; pour les filtres à sable, deux unités ayant chacune
81 mètres carrés de surface et une profondeur de $1^m,20$. Le
coût probable d'une telle installation serait de 3 750 francs ;
celui du fonctionnement se réduirait pratiquement au prix
des réactifs, soude ou chaux.

CHAPITRE XV

———

Épuration des eaux de sucreries par le procédé Freese [1].

Ce procédé est basé, comme le procédé *Degener*, sur l'emploi de matières humiques et de charbons tourbeux. Comme ces substances, et surtout la tourbe, sont peu solubles dans l'eau, on augmente leur solubilité par le chauffage à une température plus ou moins élevée. Les matières humiques sont ainsi beaucoup plus actives : en outre, la chaux vive suffit pour la précipitation.

Cette méthode de Freese a été expérimentée avec succès sur les eaux d'égout des villes. Avec les eaux d'amidonneries, qui sont très difficiles à épurer, on a pu éliminer 75 0/0 des matières organiques qu'elles renferment. D'autres essais ont été faits en sucrerie, spécialement sur les eaux de pressurage des cossettes épuisées : ces essais ont montré que le traitement de ces eaux par cette méthode enlève les matières putrescibles, mais laisse intact le sucre qu'elles contiennent. On peut ainsi faire rentrer à la diffusion une eau épurée, mais renfermant encore tout le sucre qui se trouve récupéré. On utilise, par mètre cube d'eau, pour 1,25 centime de matières humiques et 5 centimes de lait de chaux. En admettant un salaire moyen de 3 francs par jour, les frais du traitement s'élèvent à

[1] D'après *Die Deutche Zuckerindustrie*, 1909, p. 513, et *Wasser und Abwasser*, vol. II, n° 4, p. 166-167.

750 francs environ pour une campagne de 50 millions de kilogrammes de betteraves; à 1 525 francs pour une campagne de
60 millions de kilogrammes; à 1 850 francs pour une campagne de 100 millions de kilogrammes. Comme on peut rega-
gner par cette méthode environ $0^{kg},2$ de sucre par 100 kilogrammes de betteraves, le gain surpasse très fortement les
dépenses indiquées ci-dessus.

Le travail s'effectue de la façon suivante : les eaux qui
s'écoulent des presses sont mélangées aux matières humiques
dans un bassin muni d'un agitateur; on ajoute ensuite la
chaux. Le mélange est envoyé alors dans un cylindre d'où le
soutirage de l'eau claire peut s'effectuer au bout de cinq à huit
minutes. Le dépôt est séparé au moyen d'un filtre à sable.

CHAPITRE XVI

ÉPURATION DES EAUX RÉSIDUAIRES DE BRASSERIES

Épuration des eaux résiduaires de brasserie, à Shepley.

L'auteur de ce rapport, inspecteur en chef du *Rivers Board* [1], a fait de louables efforts pour combattre la pollution des rivières en publiant de nombreuses notices descriptives des procédés employés pour l'épuration des eaux résiduaires industrielles. Celles de brasserie ont déjà fait l'objet de deux rapports en 1903 et 1904.

Il décrit actuellement l'installation faite à la brasserie *Highfield* à *Shepley*. Les eaux à traiter se composent de toutes les eaux de brasserie, sauf celles provenant du maltage qui n'est pas effectué à l'usine.

Les eaux comprennent celles qui s'écoulent des grains et des houblons, du lavage des appareils, des parquets et des tonneaux. Ces dernières contiennent du bisulfite de chaux. Les eaux de réfrigération sont évacuées séparément. Le mélange forme un liquide très pollué par des matières organiques solubles et aussi par des débris de grains, de houblons et des levures en suspension.

Abandonnées à elles-mêmes, ces eaux s'acidifient très rapidement, ce qui les rend très difficiles à épurer par les méthodes biologiques, les ferments oxydants étant très sensibles à l'action de l'acidité.

[1] H. Maclean Wilson, *West Riding Rivers Board*, 1er Déc. 1909.

Depuis plus de trente ans, les brasseurs cherchaient à épurer ces eaux par irrigation, après décantation, sur environ 2 hectares de prairies. Mais malheureusement le sol est peu propice à l'épuration et les résultats étaient insuffisants. Aussi l'an dernier il fut décidé de recourir à l'épuration biologique artificielle (fig. 32).

Le volume moyen journalier est de 45 mètres cubes, soit environ 3 fois celui de la bière fabriquée. L'eau passe d'abord

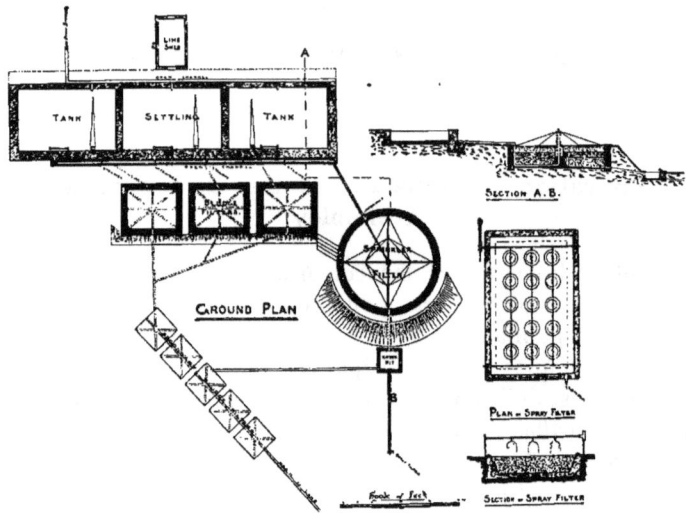

Fig. 32. — Épuration des eaux résiduaires de brasserie à Shepley.

à travers un petit puisard de $0^{m2},558$ et de $1^m,55$ de profondeur, où se déposent les plus grosses matières, qui sont enlevées au bout de quelques jours (environ une tonne par semaine).

De là l'eau se rend dans trois bassins de décantation, ayant chacun une capacité de $54^{m3},5$, d'où elle sort par un bras flotteur, les boues étant évacuées par le fond. On remplit pratiquement un bassin par jour; on y ajoute alors $65^{kg},4$ de chaux sèche ($1^{gr},420$ par litre) qui est jetée à la pelle à la surface. On laisse reposer le liquide pendant une nuit et on en décante la partie claire par le bras flotteur. La méthode d'addition de la chaux n'est pas recommandable et il est probable que la moitié suffirait si on l'employait sous forme de lait.

L'effluent décanté est distribué sur un lit bactérien circulaire par un sprinkler rotatif d'Adams. Ce lit mesure 9 mètres de diamètre ou 65 mètres carrés, et $1^m,95$ de profondeur. Il est composé principalement de pierres cassées, de grosseur variant de 48 centimètres cubes au fond à 8 centimètres cubes à la surface, avec, comme couverture, une couche de charbon d'une épaisseur de 30 centimètres et d'une grosseur de 8 centimètres cubes. Il a été établi sur un sol de béton et est drainé par de nombreux drains en poterie. Le taux de distribution est réglé par la vanne de décharge des bassins de décantation.

L'effluent de ce premier lit traverse une fosse de $1^m,80$ sur $1^m,80$ et $0^m,75$ de profondeur, et se rend sur un second lit d'une surface de 154 mètres carrés et d'une profondeur de $1^m,80$. Ce lit est composé de coke variant de 48 à 8 centimètres cubes, recouvert d'une couche de gazon en mottes de 16 centimètres carrés ; il repose sur des drains ordinaires. L'eau y est distribuée par des becs pulvérisateurs placés à $1^m,80$ au-dessus de la surface du lit et dirigés vers le bas. L'effluent de ce lit est déversé à la rivière.

La conduite qui amène les eaux du premier au second lit a une longueur de 270 mètres ; aussi, pendant le trajet, il se produit un dépôt considérable de zooglées de champignons qui bouchent les becs et rendent difficile la distribution à la surface du lit. On va ajouter une vanne qui permettra d'évacuer ces zooglées sur la terre.

Les boues des bassins de décantation sont déversées sur 5 lits à boues, ayant chacun une surface de 19 mètres carrés, formés de $0^m,60$ de pierres et cendres avec des drains laissant écouler le liquide dans la prairie où il est absorbé. Chaque bassin est curé une fois toutes les trois semaines ; il contient alors 75 millimètres de boues liquides, soit environ $4^{m3},6$.

Le prix total de l'installation est estimé 26250 francs, comprenant 15000 francs pour les bassins, le filtre à coke, le hangar à chaux, etc..., et 11250 francs pour le filtre à sprinkler, les lits à boues, etc.... Le travail nécessaire, avec le curage des boues, demande la moitié du temps d'un ouvrier et coûte 13 fr. 15 par semaine. Il faut compter en plus le prix d'achat d'une demi-tonne de chaux par semaine.

L'effluent est déversé dans un très petit cours d'eau, qui par temps sec évacue un volume d'eau moindre que celui rejeté. Le lit du ruisseau s'est d'abord recouvert de champignons (principalement *Sphaerotilus natans* avec des filaments de *Crenothrix polyspora*) et il se dégageait une odeur très désagréable d'eau résiduaire de brasserie. L'odeur et les champignons ne sont pas tout à fait disparus, mais ils sont maintenant l'une et les autres peu importants.

La dernière analyse (20 juillet 1909) donne les résultats suivants en milligrammes par litre :

	Eau résiduaire	Effluent des bassins de décantation.	Effluent 1er lit.	2e lit.
Extrait	911,0	670,0	599,0	508,8
Matières en) totales.	359,0	44,8	107,0	64,8
suspension (cendres	137,0	14,4	46,0	35,2
Matières en) totales. . . .	572,0	626,0	492,0	440,0
solution (cendres	280,0	280,0	280,0	310,0
Azote nitrique	0	0	0	0
— ammoniacal	1,6	0,2	0,2	0
— organique (Kjeldahl). .	18,9	7,6	7,0	3,7
Oxygène absorbé) total. . . .	76,4	85,4	30,6	16,6
en 4 heures. (en solution.	38,6	61,2	19,4	11,8

Il est à noter que l'effluent final ne contient jamais de nitrates et on peut croire que l'épuration n'a pas été aussi complète qu'on le désirait. Dans le rapport de 1904 il est dit que lorsque l'effluent du lit passait au travers du jardin on produisait des nitrates et c'est pour cela que le filtre de Shepley a été recouvert de mottes de gazon, sans toutefois qu'on eût obtenu le résultat attendu. Il est vrai que la distribution sur le lit final n'est pas bien assurée et ce peut être la cause de l'absence de nitrification.

Nous pensons, contrairement à l'opinion de l'auteur, que, quelque dispositif qu'on adopte, on n'obtiendra jamais, aux dépens de l'eau résiduaire seule, d'après les analyses données, de nitrification de très petites quantités d'azote organique ou ammoniacal en présence de quantités très fortes de matières hydrocarbonées; nous l'avons déjà exposé avec nos expériences [1].

[1] Ces *Recherches*, 3e vol., p. 66.

CHAPITRE XVII

ÉPURATION DES EAUX RÉSIDUAIRES DES FABRIQUES DE CELLULOSE

D'après les expériences de *A. Stutzer*[1], le traitement de ces eaux résiduaires par la chaux ou d'autres réactifs alcalins ne donne pas des résultats satisfaisants. Parfois en effet ces produits chimiques n'agissent pas du tout, et dans d'autres cas ils donnent des résidus qui ne peuvent plus servir à l'alimentation du bétail.

Avec le formol, l'auteur a, au contraire, obtenu de bons résultats. Le bisulfite de calcium de ces eaux donne avec le formol un sel complexe :

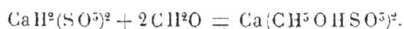

$$Ca\,H^2(SO^5)^2 + 2\,C\,H^2O = Ca(CH^5\,O\,H\,SO^5)^2.$$

Pour donner aux animaux le résidu recueilli, il faut d'abord éliminer tout le formol : on y arrive le mieux avec de la mélasse, qui neutralise le formol par ses composés aminés.

L'auteur conclut en donnant une technique pour la préparation de l'aliment, ainsi que les résultats des essais de nutrition faits sur des animaux.

[1] *Zeits. f. angew. Chem.*, 1909, p. 1999, d'après *Bulletin de l'Office international d'Hygiène publique*, t. II, p. 841.

CHAPITRE XVIII

ÉPURATION DES EAUX DE LAVAGE DE LAINES ET DES EAUX RÉSIDUAIRES DE TEINTURERIES A DEDHAM [1]

La fabrique de tapis Cochrane à *Dedham* rejette environ 90 mètres cubes d'eaux résiduaires dont 9 mètres cubes d'eaux de lavage de laines, le reste comprenant les eaux de lavage et rinçage après teinture. L'usine d'impression doit traiter d'autre part environ 45 mètres cubes d'eaux de lavage et rinçage après teinture, mais ce volume peut être porté à 560 mètres cubes.

Le traitement des eaux consiste en décantation suivie de filtration. Une difficulté provient du manque de pente, car on ne peut disposer que de 1^m,65 de chute de l'usine au point d'évacuation à la rivière. Les bassins de décantation sont au nombre de trois, à côté desquels se trouvent trois lits à boues sur lesquels on pompe les boues. Il existe actuellement quatre lits filtrants d'une surface totale d'environ 4 000 mètres carrés. Les lits à boues et les lits filtrants sont drainés, ils sont formés de scories provenant des foyers de l'usine. leur hauteur est de 0^m,75.

Les eaux de lavage de laines traversent une caisse dans laquelle elles sont mélangées aux eaux acides; les matières grasses se séparent et peuvent être retirées par écumage.

Après décantation le liquide, légèrement coloré mais contenant encore les matières en solution, est dirigé sur les lits filtrants qui sont mis en service alternativement. Lorsqu'un lit est submergé, on l'abandonne pour que sa surface se sèche

[1] *The Engineering Record*. 22 mai 1909, p. 669.

par exposition à l'air et à la lumière solaire. Cette surface se couvre d'une mince écume colorée qui, par dessiccation, se brise en petits flocons, et de temps en temps on râcle la surface. Quand cela est nécessaire une partie de la surface est nettoyée et on ajoute de nouveaux matériaux.

L'effluent est incolore et il ne contient pas de matières en suspension perceptibles.

Le coût de l'installation totale a été de 67 500 fr. environ.

CHAPITRE XIX

ÉPURATION DES EAUX RÉSIDUAIRES D'USINES A GAZ ET DE FABRIQUES DE PRODUITS CHIMIQUES [1]

On éprouve souvent de grandes difficultés à épurer les eaux d'égout contenant les eaux résiduaires d'usines à gaz ou de fabriques de produits chimiques dans lesquelles on traite les eaux ammoniacales pour en retirer les sulfates ou les produits volatils. On récupère ainsi avantageusement des sous-produits, mais les eaux résiduaires sont alors très nuisibles et d'une composition très complexe. Les sulfocyanates et les composés du phénol qu'elles contiennent sont antiseptiques et entravent l'action microbienne dans les fosses septiques et les lits bactériens et aussi dans l'irrigation terrienne.

Dans bien des cas, surtout par temps sec, on a été amené à interdire l'écoulement de ces eaux dans les égouts. Les usines se trouvaient alors dans l'alternative soit d'interrompre leur récupération, soit d'adopter des dispositifs coûteux d'épuration. Même lorsque le volume de ces eaux est faible comparativement au volume total des eaux d'égout, l'épuration est très médiocre, et les produits nuisibles se retrouvent dans les rivières. Il y a peu de doute que la présence de ces eaux dans la Tamise, bien qu'en faibles quantités, soit la cause de la mauvaise qualité des eaux du fleuve. Ces deux effets, pollution partielle et retard dans l'oxydation de la matière organique, se retrouvent dans les autres cours d'eau.

Pour produire 28 300 mètres cubes de gaz, on doit distiller 100 tonnes de charbon. Pendant la distillation on obtient une

[1] San Rec., 17 mars 1910, p. 255.

grande quantité de liquides malodorants. dont on peut retirer une tonne de sulfate d'ammoniaque, et comme résidu 11^{m3},350 d'une eau très trouble de couleur chocolat et de mauvaise odeur. Cette eau contient de l'alcali libre, des composés du cyanogène, des phénols, etc..., et a un pouvoir d'absorption d'oxygène d'environ 500 à 600. On peut évaluer la production d'eaux résiduaires à environ 5 à 5 pour 100 des eaux d'égout d'une ville.

Il n'y a qu'un moyen de remédier au trouble apporté par le mélange de ces résidus aux eaux d'égout, c'est de les traiter dans l'usine même. Il faut pour cela un procédé sûr, automatique et économique : le procédé breveté *Radcliffe* mérite à ces points de vue sérieuse considération.

Ce procédé a été installé à l'usine à gaz de *Sutton*: il est une combinaison des moyens chimiques et mécaniques. Pour cela on emploie les gaz produits pendant la récupération de l'ammoniaque pour saturer la chaux libre et décomposer certains produits, et on filtre sur coke.

Les eaux résiduaires dont on a chassé l'ammoniaque laissent d'abord déposer l'excès de chaux qu'elles contiennent dans deux bassins de décantation. La partie clarifiée s'écoule dans un troisième bassin d'où elle est pompée à la partie supérieure d'une colonne. Dans cette dernière l'eau tombe en pluie, qui est traversée par le courant d'un mélange des gaz provenant de la distillation de l'ammoniaque avec trois volumes d'air. Il se produit ainsi une saturation de la chaux qui se précipite et une décomposition des phénols. Les impuretés sont ainsi entraînées dans les foyers et détruites. On laisse déposer le carbonate de chaux et on introduit de petites quantités d'acide sulfurique : on peut ainsi éliminer les composés du cyanogène. Après une dernière décantation suivie de filtration, l'eau est évacuée à l'égout, ou utilisée pour éteindre le coke ou pour d'autres usages.

Ce procédé est employé à *Saint-Albans* depuis deux ans et donne de bons résultats, l'eau est tout à fait limpide et sans odeur; l'installation exige peu d'espace. Depuis son adoption, l'épuration terrienne des eaux d'égout de la ville s'est faite normalement. Des expériences de *Thresh* et *Bower* et de *Dibdin* ont montré que l'effluent ne nuit pas aux bactéries des eaux d'égout, même lorsqu'il est ajouté en proportions 5 à 6 fois plus grandes que dans la pratique. De plus *Otto Hehner* a trouvé que cet effluent, ajouté dans la proportion de 12 pour 100 (qui n'est jamais dépassée même en temps très sec) favorise la culture et le développement de beaucoup de bactéries.

A part le coke pour la filtration, les frais sont presque nuls, car on emploie seulement des gaz et de la chaleur perdue, et la surveillance des appareils est faite par l'ouvrier qui dirige la récupération de l'ammoniaque.

CHAPITRE XX

ÉPURATION DES EAUX RÉSIDUAIRES INDUSTRIELLES AUX ÉTATS-UNIS

Les eaux résiduaires industrielles, lorsqu'elles sont mélangées aux eaux d'égout domestiques, rendent généralement l'épuration plus difficile, par suite de leur faible teneur en azote et en germes, ce qui retarde la décomposition rapide et l'épuration finale par nitrification. Le plus souvent ces eaux ne contiennent pas de germes pathogènes et sont par suite moins dangereuses que les eaux d'égout domestiques. Dans beaucoup d'États, dans le but d'encourager l'industrie, la plus grande tolérance existe pour le rejet dans les cours d'eau.

Le degré d'épuration d'un effluent dépend des circonstances locales, car la composition des eaux résiduaires industrielles est extrêmement variable non seulement suivant les industries, mais encore pour une même industrie suivant les usines, ce qui rend l'établissement d'un type d'épuration absolument impossible.

Lorsque les eaux résiduaires sont déversées dans un égout, il y a lieu d'exiger la retenue de la plus grande partie des matières en suspension qui viendraient boucher les pompes ou empêcher l'écoulement ; ce résultat est facilement obtenu par des bassins de décantation convenablement aménagés. M. Barbour ([1]) fait remarquer que l'occlusion ne dépend pas de la quantité des matières en suspension, mais de leur caractère et de leur densité.

L'auteur cite le cas de *Hudson* (Massachusetts), montrant l'effet de certaines eaux résiduaires sur l'épuration. Avec les

([1]) *Eng. Rec.*, 26 juin 1909, p. 805.

eaux du tout à l'égout assez concentrées on obtenait un effluent contenant des traces d'ammoniaque et une grande quantité de nitrates. Les eaux d'une usine de traitement de laines furent admises dans les égouts au taux d'environ 10 pour 100 du volume total. Au bout de peu de temps, les nitrates disparurent et l'épuration fut arrêtée par colmatage des filtres. Ces mauvais résultats sont aussi observés avec certaines eaux de laiterie et de tannerie. A Hudson on peut établir une installation de dégraissage qui donnera peut-être un bénéfice. Il faut ajouter que, si ces eaux résiduaires qui portent le trouble dans l'épuration sont suffisamment diluées dans le volume total des eaux d'égout, leur action nuisible peut être assez atténuée pour que les effluents soient suffisamment épurés.

Parmi les différentes formes de bassins de décantation, l'auteur croit que les meilleurs résultats peuvent être obtenus en les construisant avec un fond pyramidal à côtés longitudinaux inclinés en pente raide, ou si le bassin est grand, une série de réservoirs de cette forme. On doit pouvoir en extraire les boues sans les vider. Les boues contiennent plus de 90 pour 100 d'eau; aussi sera-t-il avantageux de les presser si on doit les transporter au loin. On peut aussi les sécher; les poils facilitent la dessiccation, la chaux la retarde.

Il est aussi quelquefois utile de fractionner la décantation, comme pour les eaux de tannerie; on peut séparer la chaux des matières organiques : ces dernières ayant alors plus de valeur comme engrais.

Pour l'admission des eaux industrielles dans les égouts, il suffit de réduire à 500 milligrammes par litre le taux des matières en suspension et à 200 milligrammes par litre celui des matières grasses. On devra aussi neutraliser l'excès d'acidité ou d'alcalinité, en éliminer les produits antiseptiques, et rendre le débit aussi uniforme que possible, pour obtenir l'épuration du mélange de ces eaux et des eaux d'égout domestiques.

Les eaux résiduaires peuvent être divisées en trois classes :

1° Origine animale : tanneries, fabriques de colle, lavages de laines, laiteries;

2° Origine végétale : distilleries, brasseries, papeteries, travail du bois et de la paille;

5° Origine minérale : raffineries, usines à gaz, usines métallurgiques et fabriques de produits chimiques.

Tanneries. — Les eaux résiduaires contiennent une grande quantité de matières organiques en suspension et en solution, des poils et de la chaux. Une décantation de 24 heures et la filtration sur des matériaux fins, à un taux dépendant de la concentration du liquide, permettent d'obtenir une épuration satisfaisante. Les antiseptiques ou germicides, tel l'arsenic, doivent être éliminés au préalable, par exemple par filtration sur le fer qui fixe l'arsenic. La boue a peu de valeur comme engrais à moins d'être pressée.

Papeteries. — La décantation des eaux de lavage des pâtes permet de récupérer des produits de valeur. Les eaux des autres procédés peuvent être traitées par sédimentation, ou par précipitation chimique et filtration, ou par rapide filtration sur des lits peu épais de cendres ou de coke.

Laiteries. — Les eaux de lavage peuvent être épurées au taux de 28 litres par mètre carré de lit de sable de 1^m,20 de hauteur. L'acidité empêche la nitrification, et les acides gras du beurre, lorsqu'ils sont en quantité considérable, colmatent les filtres. Si le liquide est acide, il est utile d'y ajouter de la chaux.

Fabriques de papier de paille. — On fait décanter pendant une heure les eaux des bouilleurs dans un bassin vertical d'une capacité de 5500 litres par tonne de paille travaillée par jour. L'effluent est filtré mécaniquement, sans addition de coagulant, au taux journalier de 112 mètres cubes par mètre carré, le filtrat faisant retour aux bouilleurs.

Lavages de laines. — Les eaux de désuintage, mélangées à un volume suffisant d'eaux d'égout domestiques, peuvent être épurées par filtration intermittente sur sable, mais difficilement et à un taux très bas, à cause du colmatage des filtres. On doit éliminer au préalable les graisses et les matières en suspension. On peut clarifier par addition de chlorure de calcium

puis neutralisation par l'acide sulfurique pour séparer les
graisses. La méthode la plus simple et la plus économique
consiste à ajouter d'abord un léger excès d'acide sulfurique,
puis on filtre le liquide surnageant sur des cendres; on enlève
la boue qui, séchée et pressée à chaud, permet d'en retirer la
graisse. Les eaux de lavage et de rinçage de la laine après
désuintage peuvent être épurées, après mélange avec les eaux
d'égout domestiques, sur filtres à sable de 1^m,20 de hauteur.

Distilleries. — On peut avantageusement utiliser les
vinasses pour la nourriture des bestiaux. On filtre les drèches
et le liquide est évaporé; le tout est mélangé et séché. On
peut aussi précipiter par l'alumino-ferric et la chaux, puis
passage sur les filtres. L'action bactérienne sera facilitée par
l'addition d'eaux d'égout domestiques.

Eaux ferrugineuses acides. — L'évaporation et la cristalli-
sation permettent de récupérer avec profit les sels formés.

Épuration des eaux résiduaires industrielles et des eaux d'égout de Gloversville (N. Y.).

L'épuration particulièrement difficile des eaux d'égout de
Gloversville a fait l'objet d'une étude de MM. Harrison
P. Eddy et Morrell Vrooman, ingénieurs, et Harris B. Hom-
mon, chimiste [1].

L'industrie principale de *Gloversville* (20 000 habitants environ) est la fabrication des gants, pour laquelle 26 tanneries
préparent la peau ainsi que les cuirs très fins. Il y existe aussi
une fabrique pour traiter les poils, résidus des tanneries, deux
filatures de soie et une brasserie.

Les eaux résiduaires de ces industries, mélangées aux eaux
ménagères, se jettent dans le Cayadutta qui reçoit aussi les
eaux de la ville voisine, *Johnstown*, où se trouvent 24 tanneries.
Par suite de l'accroissement des villes la pollution du cours
d'eau augmente rapidement; aussi les plaintes des riverains

[1] *Eng. Rec.*, 22-29 janv. et 5 fév. 1910.

sont-elles fréquentes, d'autant plus que la dilution est très faible (2 fois pendant la saison sèche à 10 fois au printemps).

Les eaux d'égout par temps sec se composent pour 60 pour 100 des eaux domestiques et pour 40 pour 100 des eaux résiduaires industrielles. La composition anormale de ces eaux d'égout demandait une étude spéciale des conditions d'épuration.

Dans l'industrie du cuir on emploie une grande quantité de produits, matières et extraits tannants, matières colorantes, produits chimiques, etc.; la consommation de tous ces produits est à Gloversville de 5600 tonnes par an. Les eaux entraînent les produits chimiques usés, plus ou moins de réactifs, et aussi une grande quantité de poils, morceaux de chair et des poussières. La perte de poids des peaux pendant le travail est environ de 50 pour 100 et on peut admettre que 50 pour 100 des produits chimiques sont évacués dans les eaux résiduaires. Dans la seule fabrique où on traite les poils, on cherche à les retenir le mieux possible. D'après les analyses on peut dire que les tanneries rejettent 15590 kilogrammes de matières par jour.

Les matières en suspension dans les eaux d'égout sont en si grandes quantités qu'il se produit un rapide envasement des égouts; aussi les usiniers ont-ils été contraints d'installer des bassins de décantation, de façon à les réduire le plus possible.

Pour cette étude on établit une station expérimentale composée d'une chambre à sable, d'un bassin de décantation, d'une fosse septique, de quatre lits bactériens percolateurs, deux bassins de décantation secondaires et deux filtres à sable intermittents. Un laboratoire chimique et bactériologique fut adjoint à la station.

Les lits bactériens circulaires étaient formés de pierres calcaires cassées de 37 à 50 millimètres de diamètre avec de plus gros morceaux au fond pour faciliter le drainage ; la hauteur était de 5 mètres, $2^m,10$, $1^m,50$ et $1^m,50$ respectivement. L'eau d'égout était distribuée par un bec pulvérisateur type de *Columbus*, placé au centre de chaque lit. La hauteur des filtres à sable était pour l'un de $1^m,20$, pour l'autre de $1^m,50$, le sable étant de $0^{mm},576$ de grosseur.

Pour éviter la rigueur du froid et la neige tous les appareils étaient recouverts par une construction en bois.

L'hiver est très rigoureux à *Gloversville*; la température tombe pendant cette saison au-dessous de — 28 degrés pendant 70 jours et de — 17° pendant 19 jours.

La composition moyenne des eaux d'égout est :

Azote organique.	23 milligr. par litre.	
Ammoniaque libre.	12	—
Oxydabilité.	95	—
Matières en suspension	406	—

Ces eaux, contenant des produits antiseptiques, se putréfient plus lentement que la plupart des eaux d'égout.

La décantation des matières en suspension se fit mieux dans le bassin de sédimentation que dans la fosse septique, car dans cette dernière, de faibles dimensions, les gaz en se dégageant soulevaient une partie de ces matières qui étaient entraînées par l'effluent. Cet effluent avait à peu près la même composition dans les deux cas.

Les fermentations dans la fosse septique étaient d'autant plus actives que la température extérieure était plus élevée.

Les quantités comparatives de boues accumulées en livres par million de gallons ont été les suivantes :

	Fosse septique.	Sédimentation.
Été .	569	1025
Hiver	1751	1257

Mais si on tient compte des densités respectives, le volume des boues dans la fosse septique est réduit dans l'année de 26 pour 100, soit de 45,4 pour 100 en été et de 0,95 pour 100 en hiver.

Les conclusions sont les suivantes :

1° Les eaux d'égout de *Gloversville* peuvent être épurées par les procédés biologiques. L'effet des produits chimiques des eaux industrielles, bien que diminuant l'activité des germes microbiens, n'empêche pas d'obtenir le résultat désiré.

2° Pendant l'hiver, la température est très défavorable aux actions biologiques, et bien qu'on puisse obtenir l'épuration sans préserver l'installation contre le froid, le succès dans ce cas paraît douteux. Si les filtres étaient couverts, l'épuration serait certaine pendant l'hiver.

3° Malgré la présence de produits chimiques, la concentration des matières et la basse température en hiver, on peut épurer 1122 litres d'eau d'égout par mètre carré de lit bactérien à percolation.

4° Il a été démontré que dans quelques cas il est possible de retenir environ 90 pour 100 des matières en suspension des eaux industrielles dans de petits bassins situés dans les usines, ce qui réduit la quantité à 300 milligrammes par litre.

5° Par sédimentation, comme traitement préliminaire, on recueille environ 1ᵐ³,163 de boues par 1000 mètres cubes d'eaux d'égout. Dans la fosse septique cette quantité peut être réduite de 30 pour 100 environ. L'effluent des filtres abandonne par décantation en moyenne 0ᵐ³,550 de matières en suspension par 1000 mètres cubes d'eau.

6° On n'a observé sur les matériaux filtrants aucun dépôt de chaux ou des autres produits chimiques de l'eau d'égout.

7° La couleur des eaux disparaît partiellement par sédimentation ou par séjour en fosse septique, et généralement d'une façon complète dans les filtres. Si elle persiste dans l'effluent des filtres, elle est retenue entièrement par les filtres à sable.

8° Il se répand quelques odeurs aux environs des sprinklers, odeurs rappelant celles de tannerie, mais n'étant pas d'un caractère de putréfaction désagréable.

Les auteurs ajoutent les recommandations suivantes :

Les eaux devront être préalablement décantées, puis distribuées sur des filtres de 2ᵐ,10 ou de 1ᵐ,50 de hauteur au taux de 1122 litres par mètre carré et par jour. L'effluent de ces filtres sera reçu dans des bassins de décantation de capacité telle que la quantité de matières en suspension dans l'effluent ne dépasse pas 50 milligrammes par litre. Si les filtres ont une hauteur de 1ᵐ,50, l'effluent de la 2ᵉ sédimentation sera de nouveau déversé sur des filtres à sable au taux de 1122 litres par mètre carré et par jour.

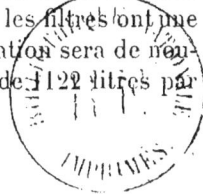

TABLE DES MATIÈRES

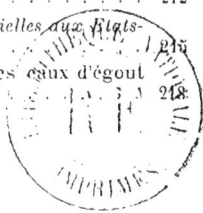

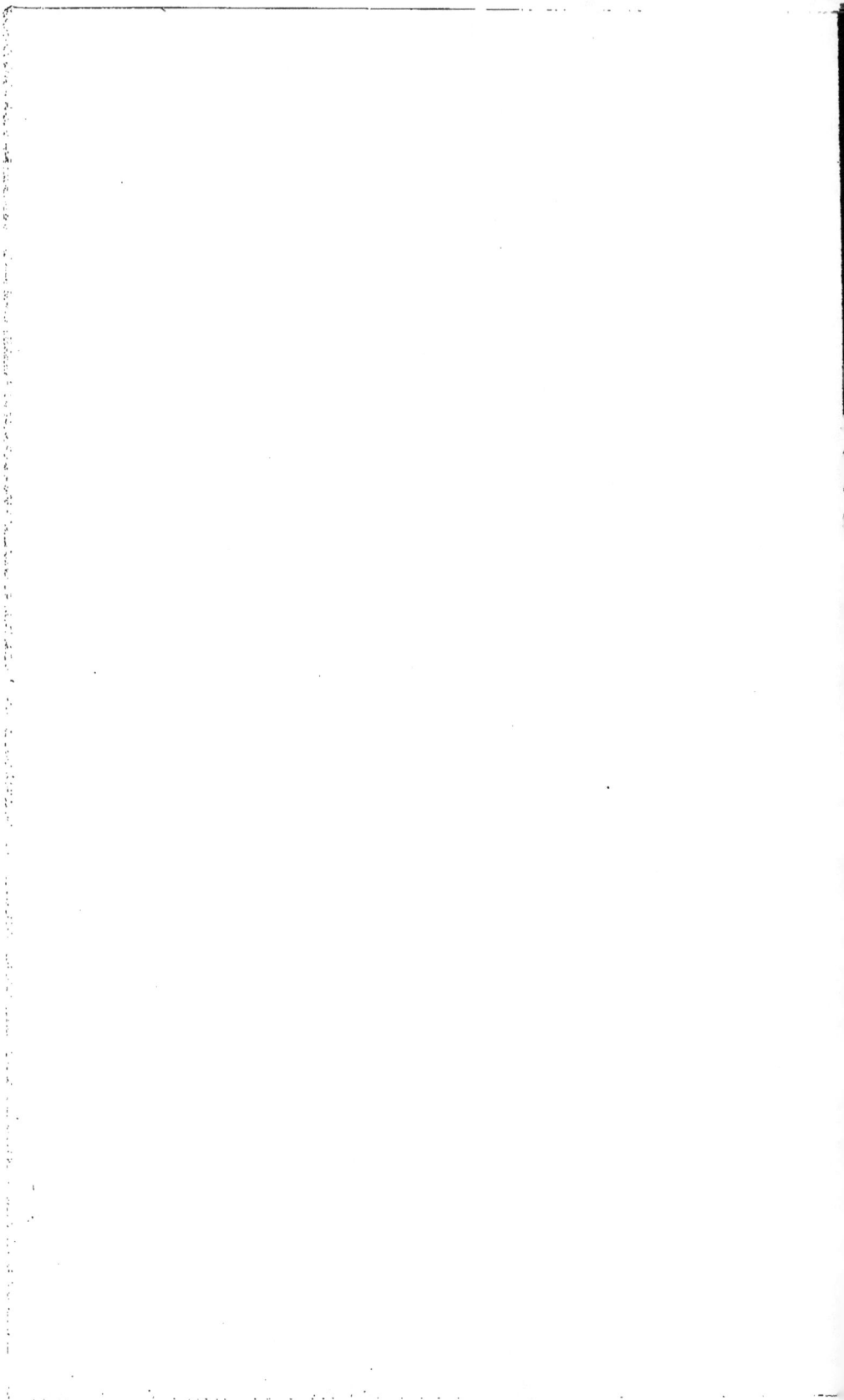

TABLE DES PLANCHES, FIGURES ET GRAPHIQUES

GRAPHIQUES

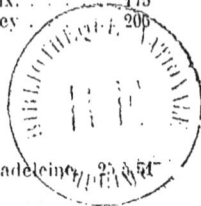

67850. — Imprimerie générale LAHURE, 9, rue de Fleurus, à Paris.